続ける脳

最新科学でわかった！
必ず結果を出す方法

茂木健一郎

SB新書
418

はじめに

「成功している人たちは、生まれつき頭がよかった」

「持って生まれたセンスがちがう」

そう思ったことはありませんか。そして、「才能ある人には、努力したってかなわない」と決めつけていないでしょうか。

ごく最近まで、才能とは天から与えられたもので、努力で挽回できるものではないと、世間一般には信じ込まれていました。

しかし、近年、その常識がひっくり返されようとしています。

アンリ・ルソーをご存じでしょうか。

「ジャングルの絵」や「砂漠で眠る女」など、幻想的な作風で知られた画家で、MOMA（ニューヨーク近代美術館）にも作品が展示されています。

彼は長い間、素人画家でした。世に出るきっかけは、パブロ・ピカソが偶然、発見したことです。それまでの長い間、誰にも認められずに、それでもコツコツと描き続けていた。自分の才能を信じて疑わなかったのです。

マラソンの有森裕子《ありもりゆうこ》さんも、「まったく才能がない」といわれて、高校の陸上部の監督から入部さえ認めてもらえなかった人です。

有森さんは入部が許されるまで、一ヶ月もの間、監督の出先に顔を出して、入れてもらえるようアピールしたそうです。大学でも有森さんの記録はずば抜けたものではなく、小出義雄《こいでよしお》監督のリクルートへも、押しかけのようにして入りました。

しかしその後、2大会連続でメダルを獲得したのはご存じのとおりです。

テニスのウィンブルドンでベスト8進出を果たした松岡修造《まつおかしゅうぞう》さんも、才能はなかったそうです。彼はユースのときに「才能がない」と何度もいわれながら、それでも続けていました。その後、「才能がある！」といわれていた人たちは次々と消えていき、「才能がない！」いわれた松岡さんだけが最後まで残ったのです。

その人の成功を決めるのは、「才能」でも「知能指数」でもない。別の要素があります。それこそが**「困難があっても、続ける力」「情熱をもって取り組む粘り強さ」**なのです。

結局、続けた人が成功を手にする。

これは、「歯を食いしばれ！」という日本的な根性論ではありません。心理学的にも研究が積み重ねられた、エビデンスのある理論です。

それが、世界的に注目を集めている**グリット**です。

グリットは、ペンシルヴァニア大学教授の心理学者、アンジェラ・リー・ダックワースがTEDで提唱し、世界中から一躍脚光を浴びました。「知能指数」など、これまでの才能よりもはるかに正確に、その人の成功を予想するうえで役に立つのだといいます。

ここで大切なのは、何日、何週間という単位ではなく、何年にもわたり、困難な課題を達成するために努力を続けること。どんなに失敗しても、最後までやり遂げる精神的な特性が、結局は成功につながるのです。

私たちは、成功した人の功績を見るとつい「才能があったから」と思い込んでしまいます。

しかし、それは既に達成された偉業に注目するからで、その過程には私たちとまったく同じ困難や挫折があるはずです。彼らはただそれを乗り越えて、続けられただけなのです。

私は、今、グリットという概念にとても注目しています。

なぜなら、成功への道のりが新しく書き換えられようとしているからです。

これまで私たちは、「学校の試験でよい点をとって、偏差値を上げる」「よい会社に入って、出世コースを歩む」ことこそが成功であると思い込んできました。才能があるかないか、偏差値が高いか低いかだけで成功者を決めてきたのです。

しかし「才能がない」、「お前には無理だ」といわれ、他者から「ここから先にはいけない」といわれても、本当にやりたいことであれば、あきらめるのは早いのかもしれません。一人ひとりが、それぞれの好きな物事に没頭して、続けられればよいだけだからです。

本書は、ダックワースが提唱し、世界に広まったグリットを出発点に脳科学の視点から、現代における「成功」を解き明かします。ダックワースの著作はすばらしいものですが、一方でアメリカの事例なので（米国の軍のエリートを育てる陸軍士官学校、ウエストポイントの事例など）、私たち日本人にピンとくるかは疑問です。そのあたりを補足しながら、私なりのグリットの解釈へと大きく広げていきます。

続ける力は、後天的に育てられるとわかっています。

しかも、何歳からでも遅くはありません。

教育からビジネスまで、人生のあらゆる局面で必要とされる「続ける力」は、いったいどうしたら身につくのか。

「続けるのは苦手」

「そもそも、やりたいことが見つからない」

そんな悩みにも脳科学的なアプローチで、具体的に解説していきましょう。

最終章では、親や大人が、子どもにいかにグリットを身につけさせるかについても触れていきます。

では、はじめましょう。偏差値も、肩書きもいらない世の中にようこそ。

続ける脳

目次

はじめに

第1章 結局、続ける人だけが結果を出す

第2章 続ける脳のつくりかた——意志に頼らない脳活用法

第3章 脳がよろこぶ夢の見つけ方——多様性とセレンディピティ

第4章 「今・ここ」に集中する力――フローとは何か

第5章 立ち直る力——心が折れたらどうするか

第6章 子どもの継続力を伸ばす――グリット的育て方

第 1 章

結局、続ける人だけが結果を出す

才能でもIQでもない

グリットとは何か。

アメリカの心理学者・アンジェラ・ダックワースの研究によると、グリットは成功にもっとも関係の強い要素だといわれています。その人が成功するかどうかは、生まれ持った才能でも、知能の高さでもなく、情熱を持って何かを継続する力があるかどうかに左右されるというのです。

このことを理解するために、グリットを持った具体的な人物を紹介しましょう。

みなが認める成功者の一人といえば、ウィンドウズを開発したマイクロソフトの創業者、ビル・ゲイツでしょう。アメリカの雑誌『フォーブス』の発表する世界長者番付でも、13年間（1995年～2007年）トップを続けた世界有数のお金持ちです。

彼の成功の秘訣はなんでしょうか。

『天才！　成功する人々の法則』（マルコム・グラッドウェル／講談社）によれば、

彼は才能にあふれていたわけではありません。それなのに、ウィンドウズを開発し、卓越した業績を残せたのは、誰よりもプログラミングに情熱をもって取り組んでいたからでした。

ビル・ゲイツは、１９６０年代としてはとても恵まれたコンピュータ環境である、シアトルの私立中高、レイクサイド校に入りました。彼はそこで授業をサボるくらいにプログラミングに没頭。先生たちもそのうちに、「そんなに情熱を傾けられるなら」と容認するようになりました。彼の成功の秘訣は「プログラミングに、誰よりも多くの時間を割いた」「粘り強く取り組んだ」ことに尽きるのです。

つまり彼の成功は、才能ではなく、グリットに支えられたものだったのです。

才能を信じたのは自分だけ

「そうはいっても、ビル・ゲイツにはもともと才能があって、環境にも恵まれただけなんじゃないか」ととらえる人もいるかもしれません。

しかし、成功者の中にはこんな人もいます。

1844年、フランスで生まれたアンリ・ルソー。彼は、画家として特異な道を歩いた人物です。

もともと税関の職員でしたが、本格的に絵を描きはじめたのは四十代前半でした。随分遅いスタートだったのです。しかも、有名な美術大学に行ったり、有名な先生に師事したわけではありません。それなのに、彼は四十九歳になるころに、絵を描くために仕事まで辞めてしまいます。天才的な才能が認められたわけではなく、自分の才能を信じて辞めたのです。

しかし、その才能を信じていたのは、彼一人だけでした。

批評家たちからは、素朴で幻想的な絵は、馬鹿にされていました。

ジャングルの様子（『飢えたライオン』1905年）や、砂漠で眠る女の絵（『眠るジプシー女』1897年）といえば、「ああ、あの人か！」とピンと来る人もいるかもしれません。彼は今でこそ有名な絵描きですが、当時は素朴で夢見がちな、無名の人にすぎなかったのです。

彼の絵が人に知られるようになったのは、パブロ・ピカソが偶然、発見したからで

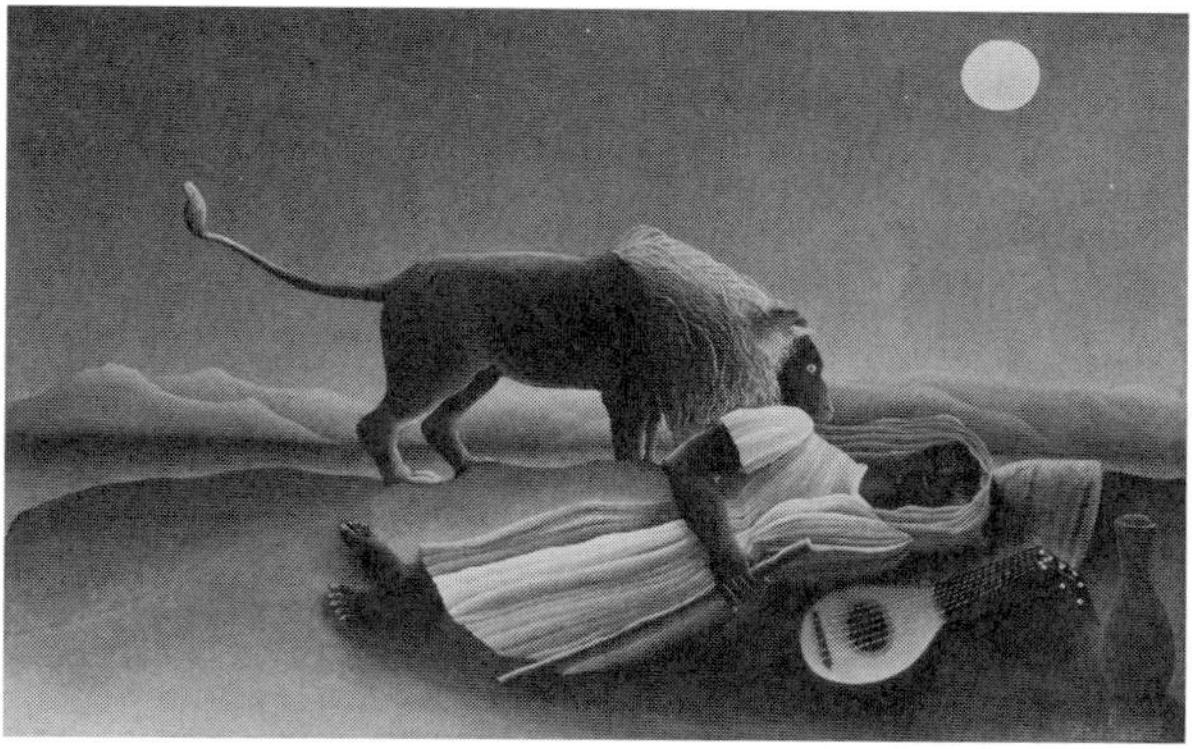

『眠るジプシー女』アンリ・ルソー／1897年

す。当時はキャンバスが高価だったので、ダメな絵をつぶして、新しいキャンバスとして使う習慣がありました。ルソーの絵は、絵としてではなく、塗りつぶすための画材として売りに出されていたのです。

ピカソは、たまたま古道具屋でルソーの絵を見て、「この絵はなんだ！」と驚きます。こうして、ルソーの存在は知られるようになりました。

彼は、才能があったから描いたわけではありません。

むしろ、**みんなに馬鹿にされても自分を信じて続けたからこそ、百年以上も後に知られる存在になった**のです。

果たしてルソーに才能があったのか、なかったのか。今や、誰にもわかりません。

このように、ダメだといわれても、けなされても、とにかく続ける。才能に恵まれていようがいまいが、とにかく粘り強く継続する。それこそが、最終的には結果につながるのです。

アメリカの発明家、トーマス・エジソンはこういっています。

「天才とは1%のインスピレーションと99%の汗」

高いIQを持っていても、みなが成功しているわけではありません。

さて、自分がどれくらいグリットを持っているか、知りたくなってきましたか？

グリットは、どのように測れるのでしょうか。

グリットを測ろう

ダックワースの提案した、グリットを測るテストは、従来の知能指数テストとはまったく異なります。

知能指数テストは、物体の形や数字の並びを見て、短い時間で法則を発見させます。その点数が、同年代の中でどのくらいの順位であるかを見ます（真ん中ならばIQ100。大多数に当たります）。瞬間的な言語・空間理解力、論理能力が、どれほど優れているかを問うテストになっているわけです。

グリットは知能指数とは違います。性格を見ればわかるというものでもありません。心理学では、人間の性格は、次の5つの要素（**「ビッグ・ファイブ」**と呼ばれる）に分類できると考えられてきました。

1. 神経症的傾向（どれくらい物事を不安に感じやすいか）
2. 経験への開放性（どれくらい物事に興味を持ちやすいか）
3. 外向性（どれくらい他者に積極的か）
4. 協調性（どれくらい他者に共感しやすいか）
5. 誠実性（どれくらい物事に誠実に取り組むか）

5の「誠実性」は、「物事を実現できるように計画性を持って進められる」「目的のために自分を律することができる」「従順である」という人間の性格を指すものなので、「課題に情熱を持って継続的に取り組むことができる」というグリットに近いものだといえます。

しかし、「誠実性」では回収しきれないものがグリットには含まれているとダックワースはいいます。従来の「知能」の高さでも、「性格」の分類でもないものがグリットで、それが人生の成功と強く相関すると心に留めておいてください。

ダックワースは、公立の学校で算数を教えていたとき、もっとも成績のよい子と、成績の悪い子のＩＱに大きな違いはないと気づきました。ＩＱが低くても、テストで良い点をとる子どもがいるし、ＩＱが高くても、テストで悪い点をとる子どもがいる。そこから、ＩＱがどうであれ、**粘り強く課題に取り組めるかどうかが、テストの点数を左右するのではないか**と気づきました。

それまでの常識では、ＩＱ（偏差値）を見れば、どんな大学に行けるか、どんな仕事につけるか、将来活躍できるかが予測できると考えられていました。

しかし、与えられた図形問題、数字問題に対して、なるべく速く解答を出すことを求める知能テストでは、瞬間的な理解力は測れるかもしれませんが、その子が一つの問題に取り組む力があるかどうかは測れません。

すぐに問題を解けなくとも、粘り強く取り組むことで、自分なりの解法を見つけ出せるかもしれません。その体験が子どもの情熱に火を付けるかもしれません。苦労して何かを見つけたという体験が原動力となって、次に挑戦していけるかもしれません。**「すぐにわかる」と「続けられる」は別の力**なのです。

「ＩＱとは異なる要素が人生の成功には関係するのかもしれない」

そう考えたダックワースは、その後、教育の現場を離れ、大学院で心理学を学び、グリットの研究に打ち込むようになりました。

彼女は、「グリット・スケール」のテストの点数で、

・アメリカの陸軍士官学校の本当に厳しい訓練を受ける人たちの中で、誰が最後まで耐えられるか
・一般企業の中で、どのセールス担当者がトップセールスを記録するか

などを予測できるといっています。

さあ、ここであなたのグリットを測ってみましょう。

グリットは左図の12の項目で測れます。それぞれの項目について、あなたにあてはまる数字に丸を付けてください。

あなたが丸を付けた数字をすべて足して下さい。それを12で割るとあなたのグリットがわかります。はたして何点でしたか?

※※※

テストにおける最高点は5点で、最低点は1点です。5点に近いほど、グリットが高い人といえます。

継続力がわかる　グリットスケール

	まさに当てはまる	ほぼ当てはまる	そういうところもある	あまりない	全然ない
私は大事な目標を達成するために数々の挫折を乗り越えてきた	5	4	3	2	1
新しいアイデアやプロジェクトが浮かぶと、今までやっていたことに集中できなくなることがある	1	2	3	4	5
私の興味は年々変わる	1	2	3	4	5
挫折してもやる気がなくなることはない	5	4	3	2	1
私は一時的にあるアイデアやプロジェクトにとりつかれたようになるが、その後は興味を失う	1	2	3	4	5
私は勤勉である	5	4	3	2	1
私はよく目標を立てるが、後になると違う目標を追い求めている	1	2	3	4	5
私は完成させるのに数ヶ月以上要するプロジェクトに集中し続けることが難しい	1	2	3	4	5
私ははじめたことは必ず終わらせる	5	4	3	2	1
何年も力を尽くして目標を達成したことがある	5	4	3	2	1
私は数ヶ月毎に新しい目的に興味が湧く	1	2	3	4	5
私は一途である	5	4	3	2	1

（出典＝「Grit: The Power of Passion and Perseverance」より作成）

質問の傾向からわかるのは、一つの目標に一途で、挫折にも負けず、長い期間、集中力を保てる人は、点数が高くなる（＝グリットを持っている）ということです。

ダックワースの提唱した「グリット」は、一つの課題をどれくらい熱心にやり続けることができるかという性質のことです。挫折に対する強さが、従来の性格分類の「誠実性」との違いといえるでしょう。

ここで点数が低かった人も、安心して下さい。

グリットの点数が低かったからといって、成功できないわけではありません。なぜなら、いくらダックワースのグリットが成功に相関するからといって、もちろんそれだけで決まるわけではありませんし、何より**グリットは、誰でも後天的に鍛えられるものだからです。**

何歳からでも鍛えられる

脳科学的に見ても、グリットは後天的に高められます。

目標を達成する強い意志を持ち、やり続けるというのは、脳でいえば「前頭葉」が司る機能です。前頭葉は、人間の成長過程で一番遅れて成熟していく場所です。思春期をすぎても、発達を続けるとわかっています。脳の中で一番、訓練が効く場所といっていいでしょう。

グリットを鍛える方法はこれから説明していきますが、覚えていてほしいのは、「人生の成功は、ＩＱやセンスなど、生まれつきの才能が決めるのではない。情熱を持って物事を続ける力こそが決める。そして、その力は鍛えられる」ということです。才能がある人よりも、続ける人のほうが成功に近づくのですから、すべての人に希望がある真理なのです。

さて、みなさんにばかり聞いてしまったので、私自身のグリットについてもお伝えしておきましょう。

私は、極めて落ち着きのない人間です。小学校のときから「一人学級崩壊」状態でした。今でもいろいろなことに手を出してしまうので、「茂木さんは何をメインに活動していないのですか?」と聞かれます。一つだけに従事していないので、「何者かよくわからない」と思われてしまうのでしょう。

実際、グリット・スケールの「(2) 新しいアイデアやプロジェクトが浮かぶと、今までやっていたことに集中できなくなることがある」という項目にはとてもよく当てはまってしまい、他の項目では5点なのですが、ここだけは1点です。

しかし、興味が複数あったとしても、それぞれが完了するまで続ければいいだけ。人によって点数の低いところは違うでしょうが、どうか希望を持ってください。

「巨人の星」にみるアンチ根性論

ここまで読んできて、グリットとはいわゆる「努力・根性」ではないのかととらえた人もいるかもしれません。

たしかにプロフェッショナルになるためには、辛さに耐えて、ひたすら根性で続けるイメージを抱きがちです。

しかし、**グリットはいわゆる根性論・精神論ではありません。**

「根性を入れろ！」「気合いでやれ！」といわれて、理由も問わず、従い続けるというのは、脳の反応として、あまりにも単純で、非合理的だからです。

学校や会社では、「根性」が役に立つとされ、意味のわからない訓練をやらされることがあります。

たとえば「組み体操」。みんなで力を合わせる経験になるといいますが、私には人を部品として扱っているように見えますし、何より危険です。それぞれが個性を発揮して、協力し合う方法はいくらでもあるのではないかと、私は思うのですが……。

根性論には、自分の頭で考えてはいけない、いわれたこと以外やってはいけない、という側面があります。「なんのために」を一切問わず、いわれるがまま努力を続けていては、前提を疑ったり、他の可能性を考えたりできなくなってしまいます。

つまり根性論は、「正解は一つ」というモノカルチャー的な考え方に陥りがちなのです。

しかし、グリットは違います。やりたいことを続けるうちに、さまざまな困難と学びに出合い、マルチカルチャーになる側面があるのです。

一世を風靡したアニメ、『巨人の星』を観たことはあるでしょうか。

「スポーツ根性もの」と呼ばれ、根性論の代表と思われているかもしれません。

しかし、よく観てみると、そこにはグリットが描かれていることに気づきます。

主人公の星飛雄馬《ほしひゅうま》が巨人軍に入って、大リーグボール一号を考え出すまでには、本当に長い時間がかかっています。巨人軍に入るまでに大変な試練がありますし、入ったら入ったで、二軍のメンバー同士の足の引っ張り合いにも遭います。ようやく一軍のマウンドに立ったら、今度は致命的な能力の限界にぶつかる——。困難の種類が多様なのです。

しかも、星飛雄馬は根性で限界を乗り越えようとはしません。

限界という最大の困難にぶち当たったとき、面白いことに、彼は座禅に行きます。

座禅の最中どうしても動いてしまって、和尚さんに肩を打たれてしまうのですが、あるとき和尚さんに言われた言葉が、彼にヒントを与えます。

「打たれまいと思うから打たれるのだ。打たれてもよい。いや、一歩進んで積極的に打ってもらおうと思ったとき、道が開けて打たれなくなるのだ」

この言葉をきっかけに必殺技、「大リーグボール一号」が誕生します。

解決はどこからやってくるかわかりません。**一つのことだけをやっていれば、道が開けるというものではないのです。**

『ガラスの仮面』や『ドラゴンボール』も同様で、目標の達成まではさまざまな困難があり、意外なことが助けになっています。「続ける」といっても、一つにこだわる必要はない。まずは根性論を捨てることから始めましょう。

欲望を先延ばしできる？　マシュマロ・テスト

欲望のコントロールは、人生の目標達成に欠かせない要素の一つです。

人間の脳では、前頭前野に身体をコントロールする部分があり、ここが意図や意思決定を支える「私」の中枢といわれています。

私たち人間は、**「支配する私」（前頭前野）**と**「支配される私」（前頭前野以外）**の二つにわけられます。

このわけ方を使うと、グリットのポイントが見えてきます。

たとえば、「英語の本を読む」という決断をしたとします。英語の本を読むという決断をする「支配する私」が前頭前野にいるわけです。

英語の本を読むのはなかなか大変です。初学者にとって、英語は苦しく、辞書を引くのは面倒です。

しかし「支配する私」の決断を実行すると、英語力が鍛錬されます。英語の本を読み続けていくと、徐々に脳の英語の処理に関わる回路が鍛えられ、日本語とは異なる文化に出合うことから、日本語と英語の文脈を比較する回路も成長します。結果として、英語力が伸びる。つまり、「英語の本を読む」と決断した「支配する私」の作用によって、「支配される私」に変化が起きるのです。

英語を身につけるというのは、すぐに結果が出るものではありません。英語ができるようになりたいなら、苦しい、やめたいという感情や欲望を、「支配する私」が手なずけながら、長い期間、英語の本を読み続ける必要があります。

こうしていると、実は「支配する私」にも成長が促されます。「支配される私」を手なずけるコントロールがうまくなっていくからです。

継続することによって、「支配する私」と「支配される私」、二人の私が鍛えられて、全部が大きくなっていくのです。

人生も、英語の勉強と同じで、成果はすぐに手に入るものではなく、報酬まで我慢しなければなりません。

『マシュマロ・テスト』と呼ばれるテストがあります。

これはアメリカの心理学者、ウォルター・ミシェルが考案したもので、目の前に大好物のマシュマロがあったときに、子どもがどれくらい食べたい気持ちを我慢できるかを調べるテストです。子どもは、「今から私が帰ってくるまでの15分間、マシュマロを食べずに我慢したら、二倍の量をあげるよ」といわれます。

その後、実験に参加した子どもの追跡調査をすると、即座の報酬を我慢できる子ほど、将来の成績が良く、社会的な成功をおさめる確率が高くなると示されました。

自分が欲望を持ったときに、満足を先送りし、一時的に欲望を抑える能力が、人生の成功において重要な意味を持つのです。

成功のためには、長い期間にわたる奮闘が必要で、結果が出るまで我慢しなくてはなりません。「支配する私」と「支配される私」という二人の私を鍛えることで、欲望のコントロールを身につけた先に成功があるのです。

指示待ちでは「支配する私」は育たない

私たちは社会的生活を送る中で、他人からの支配に慣らされてしまいます。

たとえば学校の宿題。勉強は、自分で決めるべき行為のはずなのに、「宿題をしなければならない」と強制的にやらされることが多いでしょう。授業の中身も、学校に決められています。これでは、勉強とは自分の意思でするものという感覚は、育ちにくいかもしれません。

他人の命令に従うだけだと、「支配される私」は鍛えられても、「支配する私」を鍛える機会がなくなってしまいます。

グリットとは、誘惑や困難にぶち当たっても、自分で自分をコントロールし、目標を実現していく力です。それなのに、私たちは他人からの「指示待ち」をしている。

そんなときは、こう考えてください。

課題の中身は変えられなくても、それを「いつやるか」は自分で決められる。

たとえば、数学の宿題が出ているとしましょう。

今すぐやらなければならないけれど、友だちと遊びたい、好きなピアノを弾きたい、ネットサーフィンもしたいし、お腹も空いた……。必ず「複数」の誘惑があります。

宿題をやらなければならないとき、それ以外をゼロにする必要はありません。それこそが「モノカルチャー（単一的）」思考。これは理想的なようで、他者に従っているだけの指示待ち状態です。

まずは、「何をどれだけやるか、いつ始めていつやめるか」を自分自身で決めてみる。すると、「友だちと遊ぶために、宿題を1時間で終わらせなければならない。よし、がんばろう！」と、他者からの課題が、自分の動機に変わります。時間配分するだけで、責任を持てるようになる。それによって、「支配する私」が育っていくのです。

そもそもグリットは、私が私をコントロールしなければ、成り立ちません。他人から決められるのではなく、自分で決める。他者からの独立こそがグリットの本質です。この意味において、**グリットは世界からの独立宣言ともいえるでしょう。**

「一つのことしかやらない」ではない

ダックワースの質問項目の中には、「他のことに興味を持つと、今やっていることをやめる傾向がある」というものがあります。この傾向が高いと、グリットの点数が下がりますが、この点に関しては、私は異論を持っています。

「『続ける』とは、最後まで同じことを続けることを意味しないのではないか」という、私なりのグリットの考え方があるからです。

それはこんな事実に裏付けられています。

世界的企業のグーグルは、1998年に検索エンジンとして登場しました。

しかし、現在では、グーグルは検索エンジンだけの会社ではありません。

自動運転車、動物型ロボット、気球ネット接続、衛星写真地図の提供……ありとあらゆる最新技術開発を手掛け、世界を牽引《けんいん》しています。

このように、さまざまな事業に手を広げながら、一つの会社が大きくなり、続いていくことがあるのです。

ソフトバンクも事業形態を変化させてきた企業の一つです。現在は通信会社として、アメリカの企業を買収するまでになっていますが、創立当初は出版社でした。大ヒットアニメを制作するディズニーも、今では、テーマパークビジネスから、ミュージカル映画まで、事業を広げています。最初の事業をやり続けるだけが、成功につながるわけではない。むしろ、常に業態を変えるからこそ、一つの会社が続いていくのです。

「一つのことしかやらない」が、企業にとってのグリットなのではありません。**フレキシブルであるからこそ、存続できる**のです。個人も同じではないでしょうか？　さまざまなことに手を出してもよいのだと思うのです。

無駄を歓迎せよ

続けるためには、なぜ一つだけでなくいろいろなことに手を出したほうがよいのか。

ダックワースの著書『やり抜く力』（神崎朗子・訳／ダイヤモンド社）には、アメリカの有名誌『ザ・ニューヨーカー』に、自分のカートゥーンを掲載したい人の話が出てきます。

彼は『ザ・ニューヨーカー』に何度も投稿するのですが、毎回ボツにされてしまいます。そこで、その人はどうしたか。『ザ・ニューヨーカー』に、過去に掲載されたカートゥーンの特徴を研究しました。1925年の掲載分からすべてを読んでみると、共通点が見えてきます。そこから、自分に足りないものを取り入れてみたところ、ついに掲載に至りました。

グリットとは、一つの大きなゴールを目指して、さまざまな種類の小さな努力を積み重ねることであり、単一の努力だけで構成されるものではありません。

「投稿を続ける」と「過去の作品を徹底的に調べる」。

どちらも重要なプロセスです。**私たちの目的は、さまざまな種類の努力からできる一つの生態系の中で達成される**といえるでしょう。

成功とは、「熱帯雨林のジャングルになる一つのフルーツ」にたとえられます。

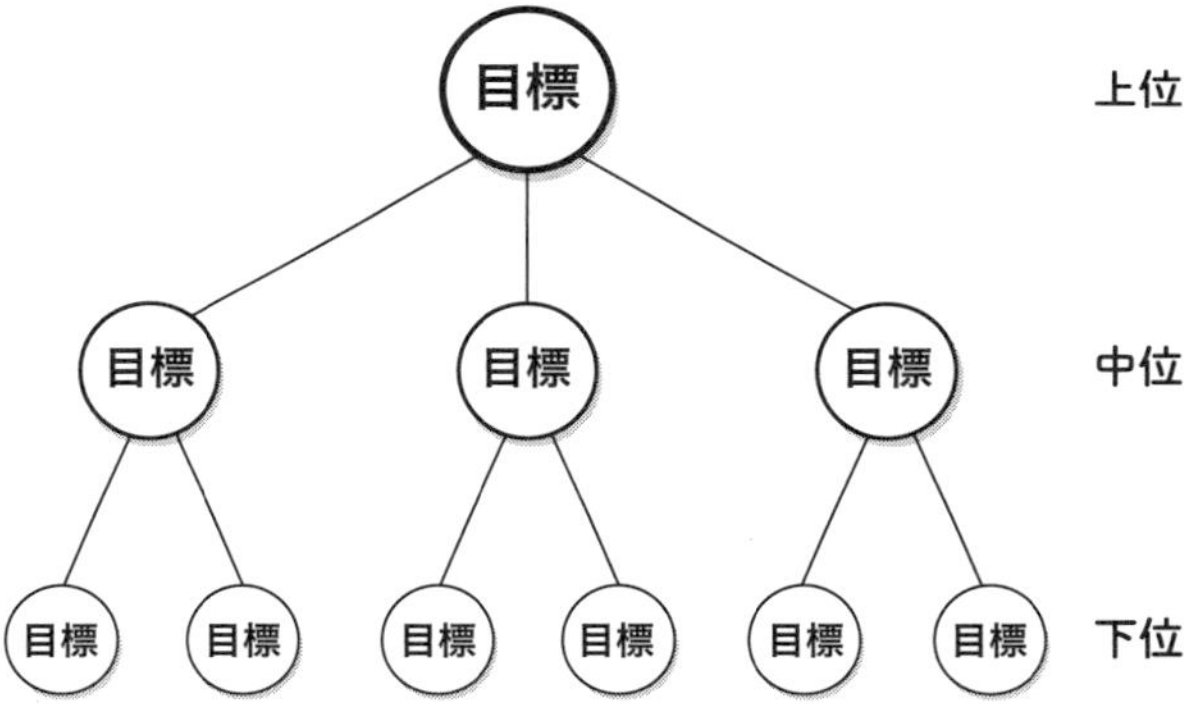

上に行くほど重要な目標になる

出典＝『やり抜く力』P.89
（アンジェラ・ダックワース［著］神崎朗子［訳］／ダイヤモンド社）

一つのフルーツがなるには、ジャングルのさまざまな要素が関与しています。

土をつくっているのは、過去のさまざまな生物の営みです。消化し、糞尿する動物、菌類などの分解者。熱帯雨林の一本の木に栄養を与えるのは、生物の営みといえます。当然、雨をふらせる雲や、光を与える太陽も重要です。さらに花粉を媒介する昆虫や鳥のはたらき、太陽の光を届ける植生がなくては、フルーツはなりません。

それらが積み重なり、熱帯雨林に一つのフルーツがなるのです。

グリットの、目標達成も同じです。

オリンピックで金メダルを目指すアス

リートにおいても、一見関係なさそうな要素が複雑につながりあっています。生まれつきの身体能力だけではなく、親のサポート、トレーニング、コーチや仲間との出会い……目標達成とは、多くの要素が奇跡的に交わった「フルーツ」なのです。

一方で、何が達成の助けになるか見極めるのは、とても難しい。何に価値があるかは、事前にはわからない。だからこそ、**今の「無駄」がのちの大きな結果につながるのです。**

それは、『指輪物語』（ジョン・ロナルド・ロウエル・トールキン）に描かれたゴラムの存在にたとえられるでしょう。

ゴラムは、世界に破滅をもたらす指輪の魔力にとりつかれ、ずっと追ってきます。ゴラムはみんなにとってのやっかいものです。つきまとって、嘘をつく。ゴラムを殺せ、という人まで出てきます。

しかし主人公、ホビット族のフロドは、情けをかけてゴラムを生かしておきます。

これが最後に吉と出るのです。

フロドは、指輪を火山に投げ込む役目を背負っていますが、いよいよ火口まで来たとき、フロド自身が指輪の魔力にとりつかれてしまいます。捨てることをためらってしまうのです。そこへ欲深いゴラムが、「今がチャンス」とばかりに飛び出します。

そして、フロドから指輪をもぎ取り、自らの命とともに火口へ落ちていく――。指輪に執着したゴラムがいなければ、指輪の破壊という目標は達せられなかったでしょう。やっかいなもの、無駄に見えるものでも、どんな役割があるかわからないのです。

金メダルはめざさなくていい

グリットは成功を決める要素。大きな夢がない自分には関係ない、と思う人もいるかもしれません。

しかし、人生の大きな目標がない人にグリットは必要ないというのは間違いです。「金メダルをとる」「小説で芥川賞をとる」「会社をおこして大成功する」。こんな大きな目的だけに、グリットが関係しているわけではないからです。むしろ、人生の大きな目的だけに絞ると、グリットをつぶすことになりかねません。

映画人だったら、アカデミー賞をとる。

大学に行くなら、ハーバード。

限られた椅子に座るというエリート主義的な考えと、グリットは、一線を画すと、私は考えています。

グリットは、多様性をつくり出すからです。

「ハーバード大学がいい」というのは、誰もが知っている名門大学なわけですから当たり前で、他人の決めた価値観に従っているだけです。一方、地方のコミュニティ・カレッジや「THE世界大学ランキング」に入っていない大学に価値を見出すのは簡単ではありません。しかし、そこでこそ、自分の目標に近づけるかもしれません。自分のやりたいことを支える出会いこそが、自分だけが見つけられる価値なのです。

これまで、誰の目にもわかりやすい目的を例として、グリットが語られてきました。しかし、**「自分らしく生きるためには、どうしたらいいか?」**という問いこそ、グリットの本質をとらえているはずです。

「金メダル」という価値観は、人類の生み出した勘違いかもしれません。

金メダルをとった人だけが偉いわけではありません。金メダルをとっていなくても、スポーツが好きというだけの人がいます。私も、毎日10キロ走っています。単純に走るのが好きなのです。毎日走ると、気分転換できますし、移り変わる景色を見るのも面白い。それは、私だけの走る意味です。

同じように、バリバリ働いて、世界で大活躍する人だけでなく、子どもがいて、家庭を守る人にも、グリットはあります。家族のために、毎朝5時に起きてお弁当をつくる。子どもが小学生の6年間、続けてきたというなら、それは見事なグリットです。『ウォール・ストリート・ジャーナル』によって褒賞されなかったとしても、間違いなく、すばらしい行為なのです。

グリットは、なぜ大事なのか。

それは、自らの条件を引き受けて、その中で輝くことだからです。**グリットを鍛えることは、他人の条件から自由になることです。**

第 2 章

続ける脳のつくりかた
—意志に頼らない脳活用法—

「やる気」に頼ってはいけない

最後までやり続ける力と聞くと、一つだけに集中するイメージをもつ人もいるでしょう。集中できる環境を整えようと、「他に手を出すのはやめておこう」「しばらく飲み会の誘いは断ろう」などと考えがち。

しかし、続けるためには逆効果です。

なぜなら条件を整えて、一つだけをやろうとすると、条件が整わなかったら、続けられなくなってしまうからです。

続ける力を考えるとき、伊勢神宮の在《あ》り方《かた》には学ぶべきところがあります。

三重県にある伊勢神宮は、ご存じのように、1200年以上にわたって、20年に一度の遷宮《せんぐう》をくり返してきました。

遷宮を1200年も続けるには、さまざまな困難があったはずです。

もちろん神社の設計が優れていたのは間違いありません。しかし、それだけでは

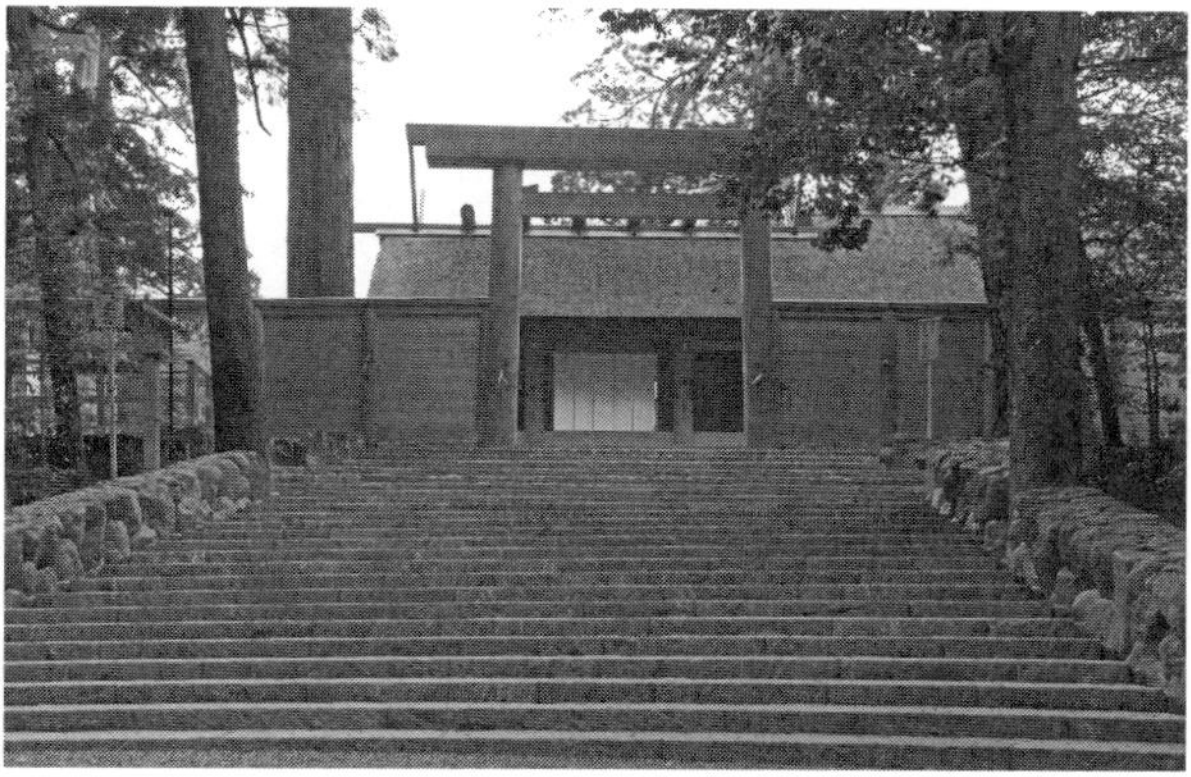
伊勢神宮内宮（皇大神宮）

続けられなかったでしょう。1200年の間、天候不順や政治的困難で、柱をつくる木材が手に入らないこともあったでしょう。環境的、人材的な条件も、変わっていったはずです。

それなのに、続けてこられたのは、いかに異なる条件の下であっても通用する、一つの方法が確立されていたからです。その「方法」を受け継いできたからこそ、遷宮を続けられたのです。

個人も同じです。勉強しようとしても、周りからの誘惑があるかもしれないし、机や教材が手に入らないかもしれない。やる気のコントロールも難しいものです。

理想的な条件はなかなか用意できるものではありません。だからこそ「どんな条件であっても続けられる」という発想の転換が必要なのです。

やる気が出ないと悩む人は多いですが、**続けるためには、「やる気」に頼ってはいけません。**「やる気」「モチベーション」「インスピレーション」という、日によって変動する感情のパラメータに頼ったやり方では、長年にわたる継続は難しい。むしろ人間らしさを排した、人工知能のような方法が有効。それは次のような方法です。

完璧主義を捨てる

長く何かを続けようというとき、「完璧主義」は大敵です。

「毎日、英単語十個を覚えよう！」

と決めたのに、四日目に休んでしまったとします。

すると完璧主義の人は、

「ああ、続けられなかった。三日坊主だ……」

と自己嫌悪におちいってしまいます。三日続いた事実には目を向けず、一日守れない日があるだけですぐに諦めてしまうのは、とてももったいないことです。

なぜなら、**継続が途絶えるのは、当たり前だからです。**

どんな人間でも、一日も休まずに、一つのことを続けるなんて、まず無理です。

続けるよりも大切なのは、できなかったときに次の日からまたリスタートできるかどうか。


では、リスタートするためにはどうすればいいでしょうか。

私がおすすめしたいのは、**ベスト・エフォート**という考え方です。

ベスト・エフォートとは、「自分ができる最善の努力をする」という意味で、この場合、「三日坊主で四日目に止まってしまったけれども、五日目の今日やるのと、今日からもう永遠にやめてしまうのと、どちらがいいのか？」と考えます。

答えは明らかでしょう。

英語がうまくなりたいなら、休んでしまった過去は忘れて、今日から始めたほうがいい。失敗はどうしてもあります。だから、失敗した「過去」は問わず、「将来」だけを見て、「今」の自分にとっての最善を選ぶのです。

私は、「毎日10キロ走る」を目標にしています。にもかかわらず、先日、その目標を達成できませんでした。前の晩、大事な会食があって、遅くまで飲んでしまい、次の日の朝、走る時間がとれなかったのです。夜まで仕事がつまっていて、朝走れなければ、その日10キロ走るのは不可能でした。

このとき私も、せっかくの努力が途切れて、

「ああ、続けるのはもうやめようかな。毎日なんて本当に大変だしな」

と思ってしまいました。

しかし、そこで気持ちを切り替えたのです。

「毎日走るなんて、永遠に続けられるわけはない。暑い夏の日だってあるし、体調の悪い日だってある。いつかは休むはずだった。だから今日休んだのは仕方がない。責めたところで、取り戻せるものでもない。過去を考えるのはやめて、明日走るのと、走らないのと、どちらがいいかだけを考えよう」

そう思い直し、**いい加減でなければ続けられない**と学んだのです。

ベスト・エフォートとは、直訳すれば「最善の努力」ですが、これは「完璧」の追求ではありません。

人間はどうしてもサボってしまう生き物です。思い通りにいかないからこそ、「続けるのとやめるのと、未来にとって、どちらがいいのだろう？」と考えることには価値があります。**「今」できる中でのベストを考える。ベスト・エフォートは、究極の未来志向なのです。**

選択肢AとB。自分にとってどちらがいいのか、未来への枝分かれ構造の中でベストを尽くすのは、いつでも、誰にでもできます。三日坊主で挫折しても、「三日しかできなかった」ではなくて、「三日も続けられた！　また立ち上がって続ければいい」と前向きにとらえてください。

私が先ほど「人工知能のような方法」といった意味がおわかりでしょうか？

罪悪感などの「感情」でなく、「論理」で、今何をするのがベストかを考えて、ベストをそのまま選べばいいのです。

「邪魔なもの」は脳の刺激になる

完璧主義の人は、続けられないだけでなく、要素をフレキシブルに取り込めません。仕事に集中しているとき、部下に相談を持ちかけられると、「こんなに忙しいのに面倒な話を持ってくるなんて！」と思ってしまう。一つを完璧に仕上げようとすると、他はすべて邪魔になってしまうわけです。

しかし、目の前の「邪魔」とは、本当に邪魔なのでしょうか。

実は、「ムダ」で「邪魔」だと思うものこそ、新たなアイデアやチャンスになることがあります。

物理学者アルバート・アインシュタインは、グリットを持つ代表的人物です。

彼は、15歳のある日「光を光のスピードで追いかけたらどうなるか？」という疑問を胸に抱きました。それを10年間考え続け、26歳で「特殊相対性理論」で答えを発表しました。10年間、一つの疑問を考え続けたことが、世界を変える研究になったのです。

では、彼は10年間、特殊相対性理論のことしか考えてこなかったのでしょうか。

そうではありません。

アインシュタインは、横やり、邪魔をむしろ歓迎する人でした。

アインシュタインほどの人物であれば、研究に打ち込める理想的な環境で黙々と研究していたのだろうと思うかもしれません。

しかし彼は、そもそも落第生で、大学での研究を許可してもらえませんでした。特許局でサラリーマンをしながら、特殊相対性理論を書き上げたのです。特許局には、奇妙な発明家がやってきて、わけのわからないアイデアを延々と説明するものです。やりたい研究がある人にはとっては、素人の売り込みは「邪魔」にしか見えないもの。しかし、アインシュタインは、彼らの説明を忍耐強く聞き続けました。

彼は、特殊相対性理論で一躍ときの人となったあとも、近所に住む小学生の女の子に算数を教えていたといいます。

まさかあのアインシュタインが、小学生に算数を教えているなんて……！

と思われるかもしれません。女の子は、世界を変えたアインシュタインとはつゆ知らず、「おじさん、これなあに？」と質問を投げかけていたそうです。

彼は、どんなに取り組みたいテーマがあるときでも、町の発明家の説明も、小学生の質問も、邪険にしない人でした。むしろその余裕が、思ってもみない組み合わせを呼び寄せ、オリジナルなアイデアを思いつかせていたのです。


アインシュタインだけではありません。欧米には、邪魔を大事にする習慣がありま す。英語圏の大学では、「お茶の時間」が大事にされていることが多いようです。たとえば、私の留学していたケンブリッジ大学では、毎日10時頃と15時頃からの30分程度は、お茶の時間と決められていて、どの学部の人も、たまたま隣に座った人同士でゆったり会話をします。そこでは、自分の研究と、隣の人の研究とはまったく分野が違っていて、はじめて聞く話がたくさんあります。自分の研究とは関係のない**「無駄」な会話、「ゆったりとした時間」こそが、創造性を高める**と欧米の人々は経験的に知っているのです。

DNA二重らせん構造を提案し、ノーベル賞を受賞したジェームズ・ワトソンは、

「お茶の時間」に交わした異分野の人との会話が、ひらめきのきっかけとなったと証言しています。

完璧を目指し、目がつり上がっている人は、やりとげられないものです。むしろ、変化や横やり、介入を「邪魔」と決めつけなければ、成功のヒントにできるでしょう。

イースター・エッグを仕込め！

グリットを考える上で大切にしてほしいイメージがあります。

それは**「イースター・エッグ」を仕込む。**

イースター・エッグをご存じでしょうか。

お菓子が詰め込まれた卵形の容器で、イースター（キリスト教の復活祭）の前に大人がさまざまな場所に隠します。そしてイースター当日の朝に、子どもたちが必死に探しまわります。

「この日まで内緒！」と隠されていた物が明らかになって、大きな喜びを与えられる、そんな習慣です。

「特定の日時になると何かが起こる、その日までは秘密」

グリットも、このイースター・エッグのような要素を持っています。

最近は、ＩＴ企業の仕事のほとんどが、イースター・エッグ形式で進められているといっていいでしょう。

これまでは、「こんなすごいことが起こります」と、最初に公言するのがほとんどでしたが、今のＩＴ業界は、「突如、発表する」のが常識です。事前の告知をせず、最高の完成品を見せてくるのです。

２０１６年末に、『Master』という謎の囲碁ソフトがネット上に現れて、井山裕太《いやまゆうた》六冠や、中国の世界チャンピオンなどを次々撃破していく事件がありました。突然何の予告もなく現れ、「ナンダコレハ！」と囲碁業界に衝撃が走りました。

ボストン・ダイナミクスというロボットをつくる会社も、いきなり、それまで考えられなかったロボットの映像を、YouTubeに投稿してしまいます。すさまじい研究なのに、彼らは論文を一切書きません。つまり、どういう仕組みでロボットができあがっているのか、外部の人にはわからない。完成品がすばらしいので、問答無用で納得させられてしまうのです。

プロジェクトを秘密にする効能は、誰かに知らせたくて、必死に完成させることです。これはＩＴ業界だけの話ではありません。話題になった日本のアニメ映画、『君の名は。』、『この世界の片隅に』も同じです。

「私たちは、こんな映画をつくっています！」とか「こんな手法を使っていて、すごいんだ！」とか、公開前に制作者が情報をもらすことをしていません。事前情報がないからこそ観客は「すごい映画が現れた」と素直に作品に感嘆できるのです。

作品を公開したときに、作品単体で魅力を伝えられるかどうかが大事なのです。

手近なところで、イースター・エッグを仕込むのは、グリットを鍛える練習になります。夢を語る代わりに、どんなに小さくてもプロジェクトを完遂し、人を驚かせてみる。それがどんなに楽しいか、経験として積んでいくことが大事です。

目標はいってはいけない

目標を公表するのは、なぜ効果がないのでしょうか。

実は目標とは、他人にいうとかないづらくなると研究で明らかにされているのです。

アメリカの起業家、デレク・シヴァーズのＴＥＤスピーチで有名になった、心理実験があります。

人を集めて45分間、目標に向かう作業をしてもらいます。このとき、半分の人には目標を宣言してから作業に取り組むように指示し、残りの半分の人には何もいわずに作業に取り組むよう指示しました。

実験の結果、最初に目標を宣言しなかった人たちは、与えられた45分間という時間を最後まで使い切ったのち、「自分の目標達成には努力が足りない」という感想を持つ傾向があったのに対し、最初に宣言した人たちは、45分を使い切らず早々に作業を切り上げ、自分の成果に簡単に満足してしまう傾向がありました。

目標を他人に宣言すると、「目標に近づいた気分」になってしまうと考えられるのです。実際には、公言するだけでは近づいていないのですが、達成した気分になり、努力を怠ってしまいます。

かくいう私も、若い頃はファミレスで夢や希望を、さんざん語り合ったものでした。あるとき、イラストレーターを目指していた友人と、一緒に本をつくろうと盛り上がったことがあります。

「『こっぱみじんこ』というキャラクターをつくったら面白いのではないか！」

「なるほど！　これはイケるんじゃないか！」

しかし、もちろん、実現することはありませんでした。

「そのアイデア、面白い！」

「いいね！」

といい合うと、夢の実現に近づくようですが、正反対だったのです。

人間は言葉にすると満足してしまう。「こっぱみじんこ」になったのは、私たちの夢のほうでした。

内に秘めると力に変わる

２０１７年に長編小説『騎士団長殺し』（新潮社）を発表された村上春樹《むらかみはるき》さん。１９７９年に『風の歌を聴け』でデビューされてから、定期的に長編小説を発表し続けています。しかも『騎士団長殺し』は、千ページを超える長編。村上春樹さんはランニングを日課にされていて、まさに継続＝グリットの人です。

村上春樹さんのグリットについて、印象的な話があります。『色彩を持たない多崎つくると、彼の巡礼の年』（文藝春秋）を出版したときのことです。

村上さんは、ある日、文藝春秋の社長と会食をされていたそうです。

村上さんはその席で突然、「こんなのを書いてみたのだけど、興味はありますか？」とＵＳＢを渡しました。このデータこそが小説の完成原稿だったのです。

これはよく考えてみるとすごいことです。

村上さんは、作品を最後まで書いてから、いきなり人に渡すのです。

小説を書くには長い時間がかかります。作品を書く長い時間の中で、村上さんはひたすら書いているだけで、周囲から反応をもらうという満足を得ていないのです。一人で書いていたら不安になるから、「いいですね」「面白いですね」という編集者からの励ましや、「こんなふうにしてみましょう！」という助言を求めたくなります。

しかし村上さんは、そういった満足を得ずに一人で最後まで書き上げて、編集者に渡す。そのときはじめて、やっと一つの満足が得られるのです。村上春樹さんは「長い孤独な時間を耐えられる人」といえるでしょう。


続ける力をつけるためには、不安のエネルギーをため込むことも必要です。

村上さんとは対照的に、ツイッターなどのＳＮＳでは、自分がいかに忙しいかアピールする人を見かけます。

「これから企画会議だ」

「まだこんなに難しい仕事をやっている」

「たった2時間しか寝てない」……。

彼らは、誰かにつらい現状を知ってもらい、不安を解消しています。

しかし、本当は「だめかもしれない」と不安に思うからこそ、「もうちょっと調べてみよう」「もうちょっとがんばってみよう」というパワーが生まれるのです。

忙しさを小出しにして、他人に慰められ、満足を得てしまうと、完成したときに解消されるべきだった不安のエネルギーが、そがれてしまいます。それは完成品のエネルギーを減らします。不安のエネルギーを、作品に向ける意識を持つだけで、仕事の質はとたんに向上するはずです。

サプライズ法で前頭葉のはたらきを鍛える

どんな夢でも、誰にもいわずに最後までつくり上げる。

満足を得るのは、完成したときだけ。

それが大事だという話をしてきました。

プロジェクトを完成させるには、脳の司令塔である前頭前野が最後まで続ける命令を出す必要があります。最後までやり抜かないと満足感が得られないのですから、司令塔である前頭前野にとって、これ以上の負荷はありません。だからこそ、「完成できれば、最高の報酬が待っている」と前頭前野に教えなければなりません。

たとえば、親や友人の誕生日にサプライズを仕込む。喜ぶ顔が見られたら、「努力は報われる。誰かを幸せにできる」と前頭前野が学び、苦痛にも耐えられるようになります。

『料理の鉄人』などの人気番組を担当し、映画『おくりびと』の脚本や『くまモン』のプロデュースでも有名な放送作家、小山薫堂さんの事務所では、毎年、誕生日のサプライズを仕掛ける習慣があるそうです。

サプライズは事務所の決まりごとなのですから、相手にもわかっています。その上で、驚かせるのですから、ハードルが高い訓練法といえるでしょう。みな必死になって考えるのだそうです。

サプライズがよい作品づくりにつながると、小山さんは経験的につかんでいるのだと思います。「誰かを思ってつくる」こそが、人に喜ばれる仕事の基本なのです。

細かな報酬を大事にする

あなたは、夢を熱心に語るだけになっていませんか？

せっかくの不安なエネルギーを、ガス抜きしていませんか？　口外しないで、まずは小さな目標を達成させるのが大事だと、わかっていただけたのではないでしょうか。

続けるために、もう一つポイントを挙げましょう。

それは、**「他人に決められた成功ではなく、自分だけの『細かな報酬』を大事にする」**ということです。

大学合格を目標にすると、大学に受かったら目標はそこで終わってしまいます。難関試験の突破に価値を置くと、無事に受かってもその先はありません。人生において「試験」とは、高校、大学、就職試験、そのくらいでしょう。

すると今度は、TOEICで一点でも多くとろうと何度も受け直したり、「今度は海外」とばかりに、アメリカの大学のMBAを取りにいったり……試験に合格するという報酬ばかりを求めてしまいます。

「目標とは、他人から与えられた試験の合格だけをいうのだろうか？」

私は疑問に思ってしまいます。

どんなときでも「基準」は自分の中につくれます。

テストで満点を目指すのではなく、自分の基準を大事にして、自分に細かく報酬を与えていくのです。

たとえば、私は英語がうまくなりたいという目標を持っています。「TOEICで満点をとる」という目標とは異なり、「できないことができるようになったらうれしい」という目標です。

新しい英語の本を読んで、いままで知らなかった物語に出会うとうれしい。知らない単語に出会うとうれしい。**「知らない」に出会うとは、何かを知るチャンスの前触れだからです。**

しかし、テストで満点を目指している人は、知らないことに出会うと、おびえてしまいます。満点を妨げられるからです。

点数が周囲よりも低かったとしても、知らないに出会えたなら、よしとする。ネイティブと比べて、私は英語を知りませんが、だからこそ学びはつきません。終わりなく、どこまでも進んでいけるのです。

私ももちろん、他人の基準が目標になることはあります。たとえばＴＥＤの本会議で話すことです。英語は私にとって日本語に比べれば不自由な言語ですが、英語で話せば、世界中の人たちに自分の考えを伝えられます。私の話がバックグラウンドの異なる人々に受け入れてもらえるかどうか。難しいからこそ、挑戦しがいがあるのです。

しかしこれは、他人が用意した舞台。他人の決めた基準です。

その実現には、自分ではコントロールできない要因があります。今をときめく人たちが世界中にたくさんいて、私がどれだけ話したくても、呼んでもらえないかもしれない。

それなのに、ＴＥＤだけを基準にしていたら、

「今年はスピーカーではない」

「俺はダメなんだ！」

と落ち込んで、英語の勉強がつらくなるでしょう。

能力を伸ばしていければ、たとえＴＥＤに出られなくても、別の形で道が開けるかもしれません。たとえば「英語で本を書く」などです。自分の基準で細かな報酬を得ていくとは、どんな目標であっても続けるために必要なのです。

第 3 章

脳がよろこぶ夢の見つけ方
—多様性とセレンディピティ—

夢は偶然の出会いから

グリットを鍛えるには、まず「夢」や「やりがい」が必要です。「やりたいことが見つからない」と困惑する人もいるかもしれませんので、本章では、原動力となる夢・目標の見つけ方、付き合い方を考えてみましょう。

一生かけて追いかける目標とは、「これだ！」と運命的に出会うイメージがありますが、そうではありません。むしろ最初はなにがなんだかわからなくても、続けていくうちに見えてくるものなのです。

実は私も、まさか自分が脳科学者になるとは、まったく思っていませんでした。もともと私は大学院で生物物理学という、生き物の仕組みを理解するための物理学を専攻していました。卒業のとき、たまたま理化学研究所から、「脳科学の研究者を探しているのだけれど、こないか？」と声をかけてもらいました。

生物全般に興味はありましたが、脳を専門にしたかったわけではありません。しかし、光栄だったこともあり、行ってみたわけです。そうして研究を続ける中で、人生をかけるべきテーマと出会います。それが「クオリア」です。

クオリアとは、一言でいうと、意識の中のさまざまな質感のこと。赤い色を見たときの、その赤い質感。冷たい麦茶をのんだときの、のどを通る質感。意識の中に生じる、ありとあらゆる質感がクオリアです。

たとえば、こんなものも含まれます。

「百億光年離れた銀河の、ある惑星の赤道近くの生命の潜む水の中を泳ぐ、地球の魚に似た生物」

この文章を読むと、あなたの頭の中には、その生物が一瞬だけふわりと存在したのではないでしょうか。人間の意識の中に生じる、ありとあらゆる質感が、脳というただの物質にすぎないものから、いかに生み出されてくるのか。その問題が、私のライフ・ワークになりました。偶然、出会った脳科学という種を育てていたら、一生をかけるべきテーマにある日、出くわしたというわけです。

どんなに大きな夢を持っている人でも、**最初は、「なんとなく面白そう」という小さ**

な種でしかなかったはずです。

つまり、**夢は「育てる」ことが必要**なのです。

ここで大切なのが、セレンディピティと呼ばれる「偶然の幸運に出会う能力」です。これはホレス・ウォルポールが『セレンディップの三人の王子』という物語に刺激されてつくった言葉です。

三人の王子たちは旅をする過程で、目指していた目的とは別の出来事に次々に遭遇します。ウォルポールは、王子たちがいつもそのような偶然から知恵を得るところに感動します。当初探し求めていたものとは違うところにたどり着いてしまっても、そこにちゃんと価値を見て、幸運をつかみとる。彼はこの能力を「セレンディピティ」と呼びました。目的に向かいながらも、小さな偶然を取り込むことが、夢を育てるのです。

グリットと長期記憶

夢を見つけるために、説明しておかなければならないのは、**脳の長期記憶**の仕組みについてです。

夢を育てるには数年、数十年といった長い時間がかかります。その過程で、自分は何を目指してきたのか、目標に向かうどのあたりにいるのか、ときどき振り返って、確認しなければなりません。そこで大切なのが、「記憶」です。

人間の記憶には、大きくわけると、短期記憶と長期記憶の二つがあります。

短期記憶とは、一時的な記憶です。たとえば、電話番号を聞いてメモを取り終えると次の瞬間には忘れています。作業をしている数秒間だけ覚えている記憶です。

一方、長期記憶はより長く保たれます。

テストのために何度も教科書を読んで、頭の中にたたき込んだ知識は、少なくとも数週間は保たれているでしょう。また、自分がやりたいことがあって、そのために苦労して身につけた知識なら、一生忘れないものになっているはずです。「1600年、関ヶ原の戦い」という知識も、職人が体で覚えた技能も同じ長期記憶です。

また、人生の中で一度しか起こらない出来事も、脳の中に長く留められることがあります。個人的な出来事も長期記憶の一つであり、**「エピソード記憶」**と呼ばれます。

人生の夢はエピソード記憶が原点になっていることが多い。つまり、個人的な喜びの体験が、夢につながりやすいのです。

エピソード記憶は脳の中の「海馬」と呼ばれる部位が重要な役割を果たしています。この海馬は、感情の中枢の「扁桃体《へんとうたい》」と呼ばれる部位と密接につながっています。強烈な感情を喚起させる出来事に出合うと、扁桃体から「忘れるな！」と海馬に強い信号が届くので、その記憶は長い間、側頭連合野に保たれるとわかっています。「一度だけの出来事を忘れない」のは、感情を司る扁桃体と、海馬が一緒にはたらいたからなのです。

やりたいことが見つからない人は、**「グリットの原点には、感情がある」**と頭に置いてみてください。

子どもの頃、何に感動したかを振り返ると、ヒントを得られるかもしれません。**夢を見つけるには、心を動かされた体験を探るのが有効なのです。**

迷ったら、原点に

日本のことわざに「初心忘るべからず」という言葉があります。

どんな仕事であれ、始めるときに「志」があったはずです。それを私たちは、日々の忙しさの中で忘れてしまいます。夢の原点となる感動や志、人との出会い、師の教えがちゃんとあったはずで、迷ったときは、原点に立ち返るのが励みになります。

科学をやっている一部の人々の間では、こんな考え方があります。

「人間が進化するために、宇宙創成のビッグバンはあった」

このような考え方は「人間原理《にんげんげんり》」と呼ばれています。人間のために宇宙は始まったと考えるのはいきすぎかもしれませんが、「人間が進化してくるような現在の宇宙の有様のすべては、原点（＝ビッグバン）にあった」と科学的にはいえるわけです。同じように一人の人生のグリットも、原点にすべてがあるといえるのではないでしょうか。

原点から継続していく大切さは、マルコム・グラッドウェルが『天才！　成功する人々の法則』の中で紹介した**「一万時間の法則」**に照らしてもいえます。

一万時間の法則とは、どんなことでも、一万時間続けるとエキスパートになれるという法則です。

たとえば、バイオリニストの練習時間を調べると、世界的なプロとして活躍しているバイオリニストたちは、練習時間が一万時間を超えていたのに対し、その域に達していない人は一万時間を下回っていました。ある人がどれくらいうまいかは、練習時間に比例するというわけです。

一万時間の継続が、才能や素質よりも重要なパラメータになるというのは、ダックワースの提唱するグリットとも共鳴する考え方です。

しかし、一万時間も続けるのは簡単ではありません。一日3時間の練習を、10年間、続けなければならないわけですから。それほどの**長い時間の練習に耐えるには、やはり感動を原点にする**必要が出てくるでしょう。

過去は変えられる

では、過去の記憶とは、どのように現在に影響しているのでしょうか。

実は人間の記憶は、脳の中で時間とともに「編集」されることがわかっています。

長期記憶は一度定着しても、その後の経験を通して、徐々にその意味を変容させていきます。

たとえば子どものとき、学芸会の演劇の評判が良くて、みんなが喜んでくれた思い出は、その後の人生で、会社でプレゼンをしたときに、上司が褒めてくれたという記憶とも結びついて、「準備にしっかり時間をかけて、舞台に立てば、必ず認められるのだ」という理解を生み出すかもしれません。いい思い出として、うっすら感じていた意味が、その後の経験で補強され、輝きを増していくのです。

記憶は、常に編集されています。

編集される記憶の一番の例が「言葉」です。子どものときに出合った言葉の意味が、その後の経験によって、磨き上げられていきます。

たとえば「あたたかい」という言葉はどうでしょう。

「おばあちゃんの手があたたかい」という子ども時代の経験が、「太陽があたたかい」「あたたかいスープ」「あたたかい人の心」「あたたかい言葉」という経験と重なり合って、頭の中に言葉の辞書がつくり上げられていくでしょう。「あたたかい」という言葉が深いものになっていくのです。

過去は育てることができます。

過去は変えられないし、もう戻ってこないと考える人もいるかもしれません。

たしかに過去の「事実」が変わることはありません。

しかし、出来事の「意味」は変えられます。生きる過程で、似た場面に出会い、過去の出来事をくり返し思い出すことで、経験が育ち、自分の宝になっていくのです。何度も原点に立ち返ることによって、原点も輝かせていく。未来が育つとは、過去も育つことなのです。

決意がすべて解決する

グリットの原点には、一つの決意があります。

イギリスの作家に、シャーロット、エミリー、アンという三人のブロンテ姉妹がいます。シャーロットは『ジェーン・エア』を、エミリーは『嵐が丘』を、アンは『ワイルドフェル・ホールの住人』を代表作として残し、その後の文学に多大な影響を与えてきました。

19世紀、残念ながら女流作家は偏見を持たれていました。彼女たちは当初、男性の名前で出版しようとしていたほどです。しかもその条件は、非常に不当なものでした。

しかし彼女たちは、過酷な現実にめげることはありませんでした。

なぜでしょうか。それは、最初に「決意」があったからです。彼女たちは、何があっても不条理を乗り越えて、「作品を世に出す」と決めていたのです。

「それだけ？」と思うかもしれませんが、これは非常に重要なポイントです。

なぜなら、**やると決めていたら、失敗しても揺るがないからです。**

しかも、やると決めている人は、失敗から学ぼうとします。どんなに不遇で、認められなくても、「やると決める」だけで、継続できるし、失敗から学べるのです。

ＮＨＫ『プロフェッショナル 仕事の流儀』で司会をつとめさせていただいたとき、あるゲストの方がこんなことをおっしゃいました。

「私の人生には失敗がありません。なぜなら、成功するまでやめないからです」

１００回失敗したとしても、やめなければ１０１回目で成功するかもしれない。

それに、成功しようとしなかろうと、「500回失敗したけれども、最後までやめませんでした」といえる人生は、必ず人に感銘を与えるでしょう。それほどの決意を持っている人は、どこかで必ず成功するのだと思います。夢を持つとは、決意することなのです。

ほのぼのした記憶が楽観性を生む

アップルの創業者スティーブ・ジョブズは、「本当の芸術家は出荷する（Real artists ship）」といいました。

「出荷する」とは、「自分の努力を必ず完成させて、発表する」ということ。

彼は初代マッキントッシュという、それまで「この世に存在しなかったもの」を生み出した人物です。以前のコンピュータは、画面にコンピュータ用の言語を打ち込まなければ動かなかったため、知識をもった一部の人しか扱えませんでした。そこで彼はGUI（グラフィカル・ユーザー・インターフェース）を発明し、どんな人にもわかりやすく、操作しやすいようにしたのです。

ｉＰｈｏｎｅも彼の生み出したものの一つです。誰もが直感的に操作できる、電話であり、ポータブルプレイヤーであり、コンピュータ。複数のデバイスが、手の中に一つに収まるスマートフォンとして登場し、世界を変えました。

ジョブズに決意があったからこそ「世の中に出すべきものとはなんだろう」「世界がどうなったらいいと自分は思っているだろう」と真剣に考える。「決意」が、品質も左右するのです。

ブロンテ姉妹も、ジョブズも、いとも簡単に決意しているように見えます。

しかし、強い決意の前には、必ず**「ほのぼのとしたあたたかい希望の時期」**があるということも指摘しておかなければなりません。

たとえば小さな子が、サッカー選手になりたいと希望を抱いているとします。周りの大人たちは、そんな子どもの夢を聞いたら、「いいね。がんばれ！」と励ますでしょう。子どもは、あたたかい応援を受けながら、夢を育んでいきます。

それはいわば、みなでファンタジーに参加しているようなものです。プロサッカー選手へのハードルは非常に高く、夢を抱いている子どものうち、ほんの一握りだけしか実現できないのもたしかです。

しかし私は、そういったほのぼのとした甘い希望の時期こそが、のちに一瞬の決意をもたらすのだと見ています。**ほのぼのとした夢見る時代が、厳しい現実を乗り越える楽観性を生み出すのだと思います。**

もし子どもの頃の甘く明るい気持ちがなかったら、社会の厳しさに接して、はたして続けられるでしょうか。「世の中は厳しい」と現実を悲観しているだけで、どうして「やってやろう」と決意できるでしょうか。あたたかさ、やさしさ、夢……そういうものを内に秘めていないと、せっかく完成させた作品も世の中には広がっていかないのではないかと私は思います。

本当の成功とは何か

夢を見つける過程で、「成功とは何か？」を考えておくことは重要です。

必ずしも「競争に勝ち抜く」「トップを獲る」というわかりやすい形だけが成功で

はないからです。

面白い例があります。服部桜《はっとりざくら》という力士をご存じでしょうか？

大相撲には、横綱を頂点とした幕内力士、その下に、十両力士、幕下力士、三段目力士、序二段力士、序ノ口力士、と六つの階層があります。服部桜さんはその一番下の階層に属し、通算成績は1勝89敗1休（２０１７年九州場所終了時点）。体型は、私よりも細身で、１８０センチ68キロ。入門してから10場所に出場してきましたが、一度しか勝っていません。

服部桜さんは土俵に立つと、恐怖からか、相手に押される前に自分からひっくり返って負けてしまうことすらあります。その様子がYouTubeで話題になり、「弱すぎる力士」と注目を集めました。

これだけ負け続けたら、さすがに相撲に向いていないと思うものでしょうが、彼は「見ていて勇気が出る！」「服部桜、ガンバレ！」と、人に勇気を与えられる存在になっているのです。

私たちは、「力士はみな、横綱を目指しているのだろう」と思いがちです。

しかし、横綱になれる人だけが、大相撲を続けているわけではありません。服部桜さんのような、1回しか勝てないのに相撲で夢を与える人が存在するのです。

大相撲では取り組みが終わると、「弓取り式」という「荒れた土俵を鎮めて、新しく明日を迎えるための儀式」が行われます。2013年1月場所から、弓取り式を務めているのは、聡ノ富士《さとのふじ》という序二段の40歳の力士です。

聡ノ富士さんのいままでの最高位は幕下55枚目。昔から弓取り式を務める力士は出世しないというジンクスがありました。それでも、聡ノ富士さんは弓取り式を引き受けて、実際成績はあまりいいとはいえず、幕内に上がれたこともありませんが、40歳の現在まで相撲を取り続けています。

聡ノ富士さんの弓取り式はすばらしいものです。連日、満員の観客を沸かせています。聡ノ富士さんがこれから横綱になるのは、もしかしたら難しいかもしれません。しかし私は、相撲界という場所で、ちゃんと役割を見つけている聡ノ富士さんのような人を成功者だと思うのです。

すべての人には、役割があります。

私の分析では、グリットは、「横綱」や「一軍選手」のようなエリートになるための成功を前提にした概念ではありません。**「その人がその人らしく生きる」**ことこそ、達成すべき未来なのではないでしょうか。

他人の評価に依存しない

グリットはエリートになるためのものではありません。無名のまま人生を終わる人であっても、グリットを持っているからです。

ヘンリー・ジョセフ・ダーガーは、誰にも知られず膨大な量の文章と絵を描き続け、死の直前に救貧院に移るとき、ようやく作品が人目に触れ、有名になった人です。

彼の作品は、『非現実の王国で』というタイトルで多くの人に知られています。本当のタイトルはものすごく長く、『非現実の王国として知られる地における、ヴィヴィアン・ガールズの物語、子ども奴隷の反乱に起因するグランデコ・アンジェリアン戦争の嵐の物語』です。彼がどれだけ人に見られる意識がなかったかが伝わってくるかもしれません。

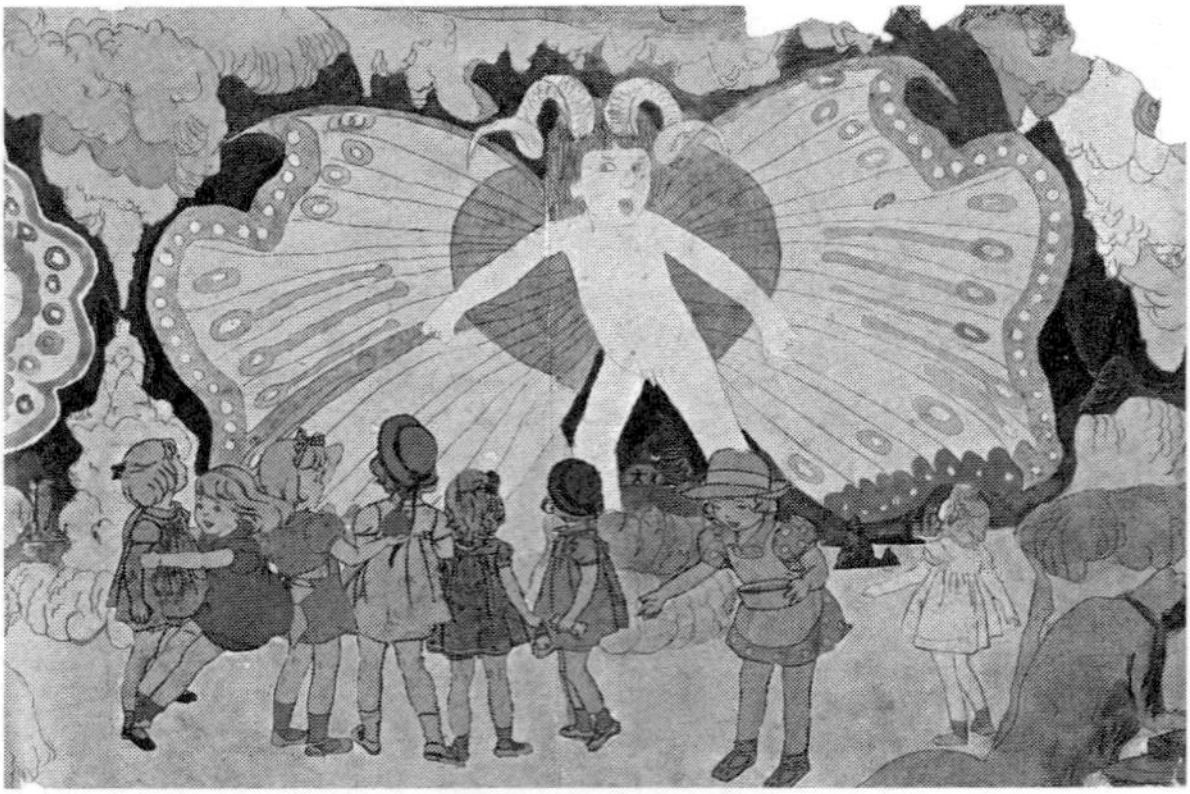

ヘンリー・ジョセフ・ダーガー『非現実の王国で』

彼はコミュニケーションが苦手で、子どもの頃は知的障害者の施設で過ごし、大人になってからもほとんど誰とも会話を交わしませんでした。

彼は死後、有名になりましたが、もし作品が発見されないままだったら、彼の人生には意味がなかったのでしょうか？

そうではないはずです。

心理学者ミハイ・チクセントミハイは、人生の幸福について研究してきました。彼は、第二次世界大戦後の混乱のさなか、どんなに社会や経済状況が悪くても、なぜか明るく前向きに生きられる人と、そうでない人がいると気がつきました。

「なぜ、こんなに苦しい状況で、幸せを感じられるのだろう？」

彼は、貧乏な画家の友人が絵がまったく売れないのに、何日も夢中になって描き続ける姿を見て、絵を描くこと自体がその人にとって最大の報酬になっているからこそ続けられるし、幸福なのだと理解しました。

環境が良いか悪いか、評価されるかされないかは関係ない。

他人の評価が報酬ではなく、行為自体が楽しいから、続けられる。**行為自体が楽しいと思える人は、周りがどんな状況であれ、幸福でいられる。**自分が楽しいと思えなければ、他人からの評価ばかり気にしてしまい、行為の意義が感じられなくなったりするのです。

評価を多様化する

「誰からも評価されずに、続けるなんて無理じゃないか」

そう不安になる人も多いかもしれません。

しかし、これに関しては朗報があります。現在は、周囲からの評価が多様になり、

「一つの絶対的な基準」に頼る必要はなくなりました。

CDが売れなくなった今、ミュージシャンの成功とは何かを論じた『ヒットの崩壊』（柴那典《しばとものり》／講談社）を私は興味深く読みました。

かつて、お茶の間のみんなが観る大人気ドラマが存在し、楽曲もドラマとのタイアップ効果で、ミリオンセラーが続々と生まれる仕組みがありました。

しかしインターネットが生まれ、YouTubeが生まれた現在、国民全員が熱狂するミリオンセラーは難しくなりました。同じテレビ番組を観る習慣もなくなりました。

では、今ミュージシャンはどうしているのでしょう。

柴さんは、意外にもかつてよりも今のほうが、ミュージシャンの寿命が長くなっていると指摘します。

収入は主に、コンサートやフェス。ミュージシャンは、テレビなど相手の顔の見えない手段で音楽を伝達するのではなく、直接ファンとつながれるので生計を立てやすくなっているというのです。

かつては、大ヒットしては消えていく「一発屋」が問題になっていましたが、今やたった100人のファンがついてくれれば、十分キャリアを積んでいけます。コアなファンはライブに来てくれるので、確実な収入が得られるからです。宝くじのような「大ヒット」などあてにせずとも、確実な関係性で息が長くなる。ミュージシャンにとって、音楽がスターの座席を奪い合う椅子取りゲームではなくなっているのです。

これは音楽業界だけの話ではありません。

起業家の堀江貴文さんは、ツイッターで約300万人のフォロワーがいて、こまめに彼らとやりとりし、サロンを開いてファンと交流します。個人と直接のつながりを持つので、彼が本を出せば必ず買ってもらえます。

現代は、企業やブランドからお墨付きをもらわなくても、好きなことで食べていける土台ができています。インターネットのおかげで自分の作品に力を入れれば、好きになってくれる人が見つかり、小さな報酬を集められる時代になったのです。

苦手に目を向ける

金子みすゞさんの詩に「みんなちがって、みんないい」という言葉があります。

ここで「みんな違ってみんないいのはたしかだけれど、それでは何にもならないよ」と戸惑う人は人間の能力が多様であると、本当のところは気がついていないのだと思います。

認知科学や脳科学の分野では、人間の能力は多様であるという知見が積み重ねられてきました。エリート大学に入る人が、必ずしも能力が高いわけではありません。授業中におとなしくしていられない子どもの中に、能力の高い子どもがいることは、広く知られています。

また、コミュニケーションが著しく苦手な子の中に、高い論理力と人並み外れた集中力があって、偉大なプログラムをつくり上げる人がいます（それは、たとえばビル・ゲイツです）。町並みを一瞬見ただけで記憶して、紙の上に窓の数まで再現してしまう、特殊な記憶力と描写力を持つ人もいます（たとえば、建築画家のスティーブン・ウィルシャーです）。

また、文字を読むのが苦手な難読症の人の中には、ヴァージン・グループの会長リチャード・ブランソンのように大企業のＣＥＯとして能力を発揮する人がいます。文字を読めない分、他人を理解する能力に長けていて、適材適所に人を配置し、指揮する力が優れているのです。

このように、これまで「学習障害」と分類された人が長所を活かして、大活躍しています。既存の枠の中で競うという物の見方は狭すぎるわけです。それは、森の生態系で偉いのは空を飛ぶ鷲だけで、土を耕しているミミズやモグラに意味がないといっているのと同じでしょう。

生物として唯一意味のある継続性とは、生き延びること。**生き延びるための居場所（ニッチ）さえ見つかれば、生きる場所の優劣はない**はずです。

私がかつて住んでいた街の商店街には、おいしい餃子屋さんがありました。

メニューはたった二種類。ほかほかの「焼き餃子」と、持ち帰れる「生餃子」だけ。テーブル席もありません。それでも、繁盛店としていつもにぎわっていました。そこには無限の工夫があったのです。

店主は、天気や曜日、近くのイベントといった情報をすべて考慮して、個数、焼くペースを予測していました。だから、餃子はいつも焼きたてでした。その工夫は、お客さんを喜ばせていたはずです。ミシュランの3ツ星レストランには掲載されませんが、同じくらいに必要とされていた店なのだと思います

人間の文明には大量の工業製品をつくり、エネルギーを大量消費する時代がありました。

しかし、社会の成熟に伴って、文明も一つの生態系をつくるようになりました。たとえば、マイノリティの権利に対する意識の高まりも、それぞれの生き方を大事にするという個人の問題だけでなく、社会全体としてもそのほうが進歩し、イノベーションが起きやすいという認識が共有された結果でしょう。

創造性を必要とする職業には、マイノリティの人が多くいらっしゃいます。

自閉症の人々もそうです。自閉症は、生まれつきの脳の特徴であり、個性です。自閉症の人は、他人とのコミュニケーションが苦手な分、一つのことに集中する能力に長けています。「AならばB」といった規則性を学ぶのが得意な傾向があります。こ

ういう人たちが、プログラミングに熱中することで、私たちの社会に利益がもたらされてきました。

かつては、「知能指数＝ＩＱ」で、一つの指標で知性を測ることが一般的でした。何にでも応用可能な「一般的知性」があると信じられていたのです。「偏差値」で、将来行ける大学がきめられていたのは、そのためです。

しかし、単一知性が重視される時代は終わりました。現代では、**「何かができない人は、何かができる」**ということが常識になっています。私たちは、脱・単一知性の時代にいるのです。

人工知能への挑戦

脱・単一知性が起こった理由の一つが、人工知能であることは間違いありません。人工知能にやってもらえばいいこと、人工知能のほうが人間よりも得意なことはたくさんあります。そんな中で、あらためて「人間にしかできないことはなんだろう」と考える動きが出てきました。ペーパーテストで測れる能力は、人工知能に任せればいい。人間はもっと他の能力を育てようというわけです。

昔から、知性を紙と鉛筆で測る「一般的知性」に対して、異論を唱える人は存在しました。

たとえば、アメリカの心理学者、ハワード・ガードナーは、人間には複数の知性があると「多重知能（Multiple intelligences）理論」を提唱していました。

ガーディナーは、〈論理・数学的知能、対人的知能、言語・語学知能、視覚・空間知能、音楽・リズム知能、身体・運動感覚知能、内省的知能、博物学的知能〉といった8つの知能を、個人が一定のバランスで持っていると考えました。能力に優劣はなく、一つの能力に偏る必要もないと論じたのです。

現在では、多重知能からさらに進み、**「知能から人格へ」**という時代になっています。多重知能ですら、ロボットによって置き換えられるかもしれません。そうなると、もはや置き換えられないのは、「人格」しかないのではないか。個人のユニークな性質や人格こそ、私たちが大事にすべきものというわけです。「何が好きか」「何に情熱を燃やしているか」に価値が求められる時代が来ているのです。

グリットは、知性から人格へという大きな時代の流れの中で、注目されるようになったといえるでしょう。自分の「好き」を追求するからこそ、できないことは他人に任せる。多様性が必要とされているのです。

幸せの条件を捨てる

私たちは、決められた枠の中でしか、幸せになれないと考えがちです。

「条件が整わないと幸せになれない」という考えは、不幸をつくり出すもとになっています。これはさまざまなデータによって示唆されていて、**「フォーカシング・イリュージョン」**と呼ばれています。

「結婚しなければ幸せになれない」

「有名大学に入らなければ幸せになれない」

「会社で昇進しなければ幸せになれない」

人間には、特定の条件に幸せが依存すると考えてしまうくせがあります（フォーカシング）。結婚していないときは、している人がうらやましく見えてしまう。

しかし、実際に結婚している人としていない人で、幸福感がどれほど異なるかを比べてみたところ、統計的な有意差はありませんでした。幸せは、たった一つの条件で決まるものではなかったのです。

なにかのきっかけで「結婚しなくちゃ!」と焦った瞬間、不安になり、不幸になる。何かを手に入れたら幸せになれる、というのは幻想(イリュージョン)でしかないのです。

エリート主義も同じといえるでしょう。

エリートという考えは、社会の限られた資源を奪い合うときに現れるものです。一つの椅子を100人で争い、得た一人がエリートと呼ばれる。これは、100人中99人が幸せになれないゲームです。

椅子を争うためにグリットが必要であると考えてしまうと、競争好きな人たちのための能力になってしまいますが、それは違います。グリットは、みなが幸せになるために、必要なものです。続ける力を、既存の競争に向けると、むしろ幸福を遠ざけてしまいます。気をつけてください。

第 4 章

「今・ここ」に集中する力 —フロー とは何か—

課題に没頭する条件

人生は「やりたいこと」ばかりではありません。「やりたくないけれど、やらなければならないこと」も多いものです。

やりたくないことを効率よく、しかも楽しんで終わらせて、やりたいことに時間を使えればそれがベストではないでしょうか？　本章では、何かをやり遂げるために必要な「集中」について紹介します。

勉強や仕事で、時間を忘れて没頭した経験はありませんか？

こういうときは、「ああ、いい仕事ができた」「いい時間だった」と充実感があるものです。このような時間の過ごし方を「フロー」といいます。

フローとは、課題に没頭して、ときの流れを忘れた状態のことです。

「あっという間だった！」わけですから、苦痛を感じずに、質のよいアウトプットができた状態といえるでしょう。フローに入れば、脳にとっても楽しい時間と感じられ

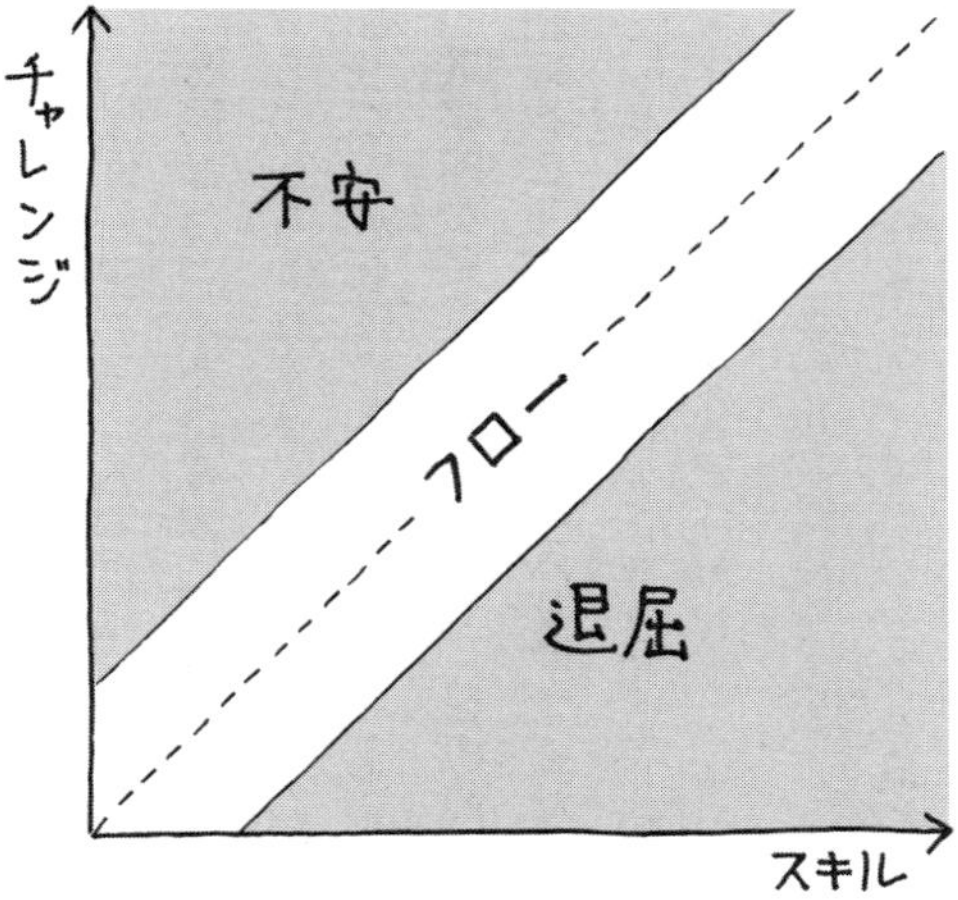

ているはずです。

では、どうしたらフロー状態に入れるのでしょうか？

フローという概念を提唱したハンガリー出身の心理学者ミハイ・チクセントミハイによると、その答えはシンプルです。

「フローに入るには、スキルと課題の難易度が釣り合っていること」

難しい課題に向かうと誰でも不安になるものです。緊張し、気が乗りません。腰が重くなってしまうのは当然です。

逆に、課題があまりにも簡単すぎる場合

はどうでしょう。退屈してしまい、楽しんでこなすことは困難です。

人間にとって、もっとも集中できるのは、自分のスキルに見合った課題だけです。つまり、フローに入るには、課題のレベルを調節する必要があるのです。

時間はたっぷりあるのに、なかなか手がつかない状態の時は、課題の難易度が高すぎるのかもしれません。もう少し手が届くレベルに難易度を落とし、それをクリアするところからはじめれば、集中できるようになるでしょう。

最終的な目標が大きくても、目の前の課題を、自分にとって少しだけ挑戦的な目標に定めることで、フローに入りやすくなり、「成功体験」を得られます。成功体験があると、続ける意欲が湧いてきますし、挑戦した分だけスキルが上がりますから、次回はさらに課題の難易度を引き上げられます。

こうして一歩一歩、階段を上がるように難易度を上げ、楽しみながら最終目的にたどり着けばよいのです。いきなり最終地点に行こうとすると、何から手をつければよいかわからなくなってしまうからです。

このとき、他人と比べるのはやめましょう。

目標は、他人に決められるものではありません。何が不安で、退屈かを感じられるのは、自分だけだからです。親や先生に、１００点を目指せといわれても、今の自分にとって難しすぎるならば、無視してよいのです。

課題が退屈で集中できない場合には、自分で課題のレベルを上げてみましょう。

どうすればいいかわからない？

それでは、次に述べる簡単な方法を試してみてください。

面倒な仕事を片づけるタイムプレッシャー

私たちは、自分がやりたいことばかりをやっているわけではありません。

日々の退屈なルーティンワークや、突然頼まれた雑用……。

「面倒だなぁ」

そう思っても、やりたくない仕事をゼロにできる人はなかなかいないでしょう。面倒な仕事を楽しくこなすには、やりたい仕事と同じように、フローに入ればよいのです。

やらされ仕事でフローに入るには、まず「やらされている」という感覚を消す必要があります。

コツは簡単です。**仕事にかける時間を、自分で決めればいいだけです。**

嫌な仕事ほど、やる気がでませんから、だらだら引き延ばしてしまいがちです。しかし「10分で終了させる！」と決めてしまえば、自分で決めた時間内に終えられるかどうかの「自分の問題」に置き換わります。面倒な仕事が、レベル設定したゲームに変わり、フロー状態に入れるのです。

これが**「タイムプレッシャー」**の効能です。

実際私は、面倒な仕事を頼まれたときは、この方法を使っています。自分にプレッシャーがかかるよう時間設定をするので、楽しいうえに、スピードも出て、仕事が早く片づく。一石二鳥というわけです。

フローに入れない人は、負荷の調整ができていません。私たちは、「負荷は、外から与えられる」という考えに慣らされてしまっています。学校では先生にいわれるままに勉強し、会社では上司から仕事を割り振られる。「課題は自分で決めてよい」と気づけないのです。たしかに、仕事は他人から依頼されますが、それでも自分の仕事に翻訳できます。好きな仕事をやるためにも、面倒なルーティンを効率よくこなしましょう。

課題に意義があるかは関係ない

「ルーティンの仕事があるせいで、本当に自分のやりたいことができない！」

時間がないのをルーティンワークのせいにして、いつもイライラしている。

フローに入れず、ルーティンワークを楽しめない人は、こういうふうに考えていないでしょうか。

チクセントミハイのフローの概念の中で大事なのは、**「その課題に意義があるかは関係ない」**ということです。

意味がないように見える仕事も、フローに入れば楽しくなります。

私は、業界のトッププランナーと対談しますが、どんなにめざましい活躍をしている人も、本質的な仕事にかける時間は、全体の2割あればよいという印象です。

面白いデータを紹介しましょう。世界でもっとも優れた研究所の一つ、プリンストン高等研究所は、「天才たちに好きなことだけをやってもらう」という趣旨で設立されました。授業をする義務もないし、無駄な会議もない。すべての時間を自分の好きな研究に打ち込めるといって、天才たちを集めたのです。

その結果、天才たちはどうなったか――。

多くの人の生産性が落ちてしまいました。つまり、**邪魔だと感じる仕事の中にも本質的な仕事のヒントがあるのです。**

邪魔な仕事からもヒントを見つけるには、その仕事に打ち込んでいる必要があります。

たとえば、演劇をやりたいけれど、生計を立てるために、ファーストフード店でアルバイトをしている人がいるとします。

こんなとき、ファーストフード店の仕事を、「バイトのせいで本業に打ち込めない」「演劇がうまくなるチャンスが失われている」と考えてしまう人は多いものです。演劇こそが本当の仕事と思い、ファーストフードの仕事をいい加減にこなしてしまう。

しかしそんな姿勢では、仕事から大事なヒントを得るのは難しいでしょう。

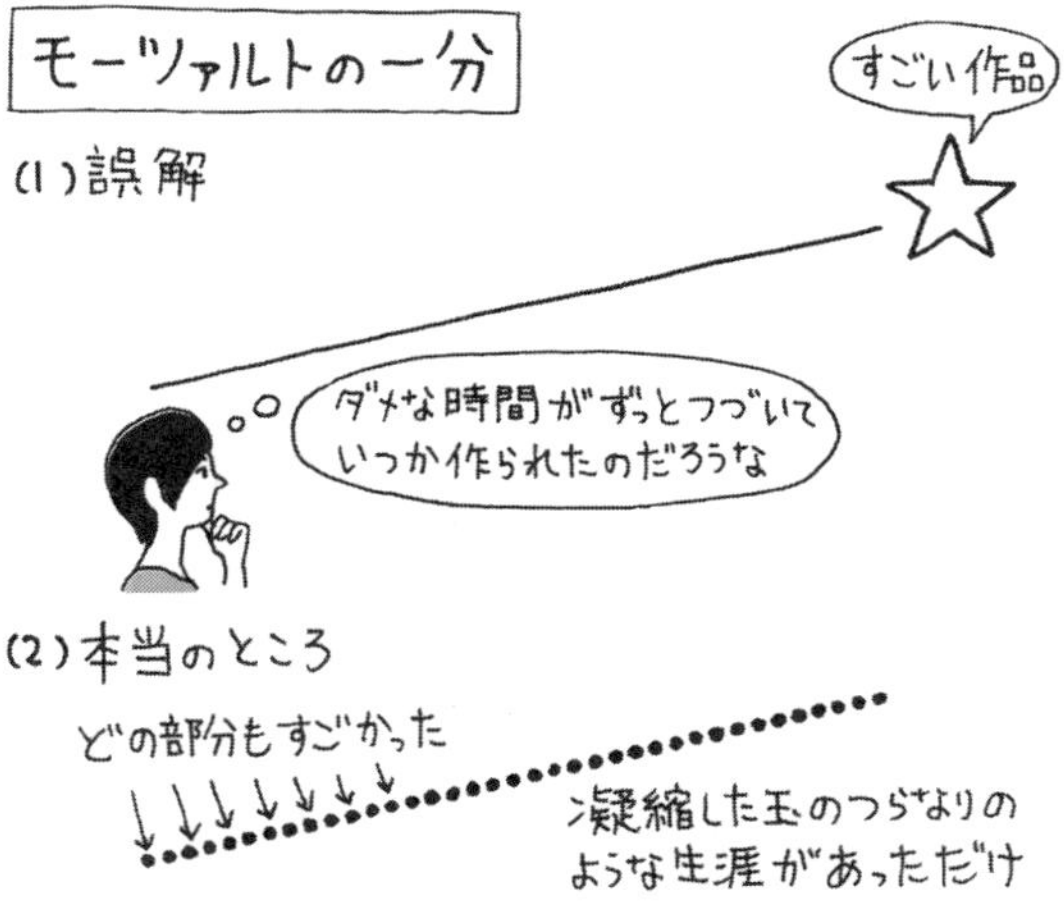
モーツァルトの一分
すごい作品
(1)誤解
ダメな時間がずっとつづいて
いつか作られたのだろうな
(2)本当のところ
どの部分もすごかった
凝縮した玉のつらなりの
ような生涯があっただけ

接客の仕事が、役づくりに役立つときがくるかもしれません。あるいは、バイト仲間との関係を通して、人の気持ちがわかるかもしれない。

なにより、人生の8割の仕事の時間が、苦痛な時間からかけがえのない時間に変わります。仕事が意味のあるものになるかならないかは、自分の姿勢の問題なのです。

「モーツァルトの1分」を生きる

「今・ここ」の仕事がどんなものであれ、大事なのだという感覚は大切です。その人が伸びるかどうかの分かれ道になるからです。

「天才が、苦難の時期を経て、やっとたどりついた作品だろう」

「モーツァルトは、無駄を削って、音楽だけに打ち込んだのだろう」

しかしそうではありません。

モーツァルトは、ばかばかしいほどに遊んでいました。

作品をつくるときも、友人と酒を飲むときも、同じ「集中した1分」を続けていたのです。あらゆることを楽しんでいた様子が、彼の伝記からうかがえます。モーツァルトは、「今・ここ」の1分を常に集中していたからこそ、歴史に残る傑作をつくれたのです。

わかりにくいかもしれないので、もう一つ例を紹介しましょう。

ウィーン・フィルハーモニー管弦楽団というオーケストラの名門が存在します。彼らによる、グスタフ・マーラーや、リヒャルト・シュトラウスといった偉大な作曲家たちの演奏を聴くのは、まさに至極の時間です。

しかしウィーン・フィルは、「ニューイヤーコンサート」のような、あらゆる人に開かれたコンサートの演奏も大切にしています。そこでは、音楽的な評価が高い曲だけでなく、みなによく知られる曲も選ばれます。もしウィーン・フィルが「これは私たちにふさわしい曲じゃない」と大衆を馬鹿にした演奏をしていたら、どうでしょう。広く名声を獲得することはなかったのではないでしょうか。

あるプロの演奏家は、「今日来ている子どもたちにとって、生涯で聴く生のオーケストラは、これが最初で最後かもしれない」と子ども相手であっても、真剣に弾くのだそうです。どんな機会も軽んじないからこそ、技術が伸びるし、他人に恵みを与えられるのです。

マインドフルネスで感受性を磨く

「一つの課題だけに注意を向け、それ以外は切り捨てる。脇目もふらずやるのがグリットである」という認識は間違いといえるでしょう。

あなたの人生にとって邪魔なものはありません。

多様性を大切に、一つひとつに集中することが、本当にやりたいことの質を高めてくれます。**持続可能なグリットは多様性の中にこそある**のです。

私たちが多様性を身につけるために、「今ここにあるすべてのものに、一切の判断を挟まずに目を向ける」という姿勢は、助けになります。

その姿勢は、**「マインドフルネス」**と呼ばれます。近年、グーグルやフェイスブックといったＩＴ企業が積極的に取り入れたことでも有名になった、心のトレーニング法です。もともとは、「自分の内部、外部で起こっているすべてを、よい・悪いを判断せず、ありのままに受け入れる」という仏教の瞑想訓練を参考にしてつくられていきます。

マインドフルネスとは、「今ここ」で経験している多様性を、きちんと自分の中に取り入れようという姿勢のことなのです。

「チームで課題に取り組むとき、チームのパフォーマンスを上げる要因はなにか？」を調べたマサチューセッツ工科大学（ＭＩＴ）の研究があります。

パフォーマンスを上げるには、メンバーのＩＱよりも大切なことがありました。なんだと思いますか？

それは、**「お互いの感情に対する社会的感受性が高い人が多くいる」**ということ。

メンバーが、死にもの狂いで自分の課題しか考えないチームより、メンバー同士、お互いの感情に気を配って課題を進めるチームのほうが、結果としてよい仕事ができていました。

課題だけに目を向けると、生産性の低い人を排除しようとします。

しかし、パフォーマンスの低い人がいなくなると、チーム力が上がるわけではない。チームの成功は、能力だけではなく、メンバーに気を配れるかどうかにかかっているとわかったのです。

他のメンバーに配慮し、多様性を受け入れたチームのほうが、持続可能で、良い成績を残すことができます。なぜなら、感情に気を配るチームは、今回活かせなかったアイデアも「次」につなげられるなどあらゆる可能性を広げられるからです。

一方、他の人を気にしないチームでは、次もこの人たちとやろうという気さえ起きにくいでしょう。

決めつけない人は幸福になれる

アインシュタインやジョブズなどグリットのある人は結果によらず、やっていることを楽しんでいるように見えます。

逆に、結果だけを気にする人は続けられないことが多い。

続ける秘訣は、結果を問わず、楽しんで取り組むこととといえるかもしれません。

グリットを鍛えるにはあらゆる決めつけを外す必要があります。

「この行動は失敗だった」

「今日はうまくいかなかった」

「この人は私を嫌っている」

「私はダメな人間だ」

すぐに決められることとは、本当のところ、一つもありません。

たとえば「志望校に落ちた」場合でさえ、長い目で見ないとよい・悪いはわからないものです。受験で失敗したからと会社を立ち上げて、成功した人もいるでしょう。

受験に落ち、夢破れたのは、もちろん悲しいことですが、それだけで人生が決まることはないのです。そもそも、今は「脱学校化」の時代なのですから。

どちらがよいかは、本当のところはわからない。だからこそ、判断を挟まず、いったん事実を受け止めましょう。ありのままを見つめなければ、新しい光は見えてこないものです。

判断をしない練習

マインドフルネスとは、決めつけない心のありようで難しい境地ではありますが、私たちは禅僧のように徹底する必要はありません。身近でできるトレーニング方法をいくつか紹介しましょう。

(1) スマホをやめて、人間観察をする

マインドフルネスの重要なポイントは「判断をしない」ところにあります。それは自分の価値観から離れることを意味します。

私たちはつい、電車の中や喫茶店で時間があくと、スマートフォンを見てしまいます。

スマートフォンばかり眺めていると、マインドフルネスから離れてしまいます。なぜなら、スマホでは、自分にとって既に意味のあるものだけを求めてしまうからです。「好きなものは取り込む」、「嫌いなものは避ける」という単純な判断では、多様性を身につけられません。

そこで喫茶店に入って、行き交う人々をぼうっと観察してみましょう。

このとき「あの人かっこいいな」「美人だな」という判断すらしてはいけません。

「あの人は本を読むときあんな顔をして読むんだな」

「おじいさんが店員さんに文句をいっている」

事実だけを、ただ拾っていくようにします。

すると脳の中に、人間の行動のレパートリーが蓄えられます。好きなものしか見ないという狭量さから逃れる、とてもいい方法です。

(2) 映画を観て、感想をいわない

映画やコンサート、美術館で作品に触れたとき、私たちはすぐに、「良かった・悪

かった」と感想をいいがちです。

「よい・悪い」と二分してしまうと、作品があなたの中で決着がついて、それ以上考えなくてもよいものになってしまいます。

そこで、感想を一切いわない、というのもよい訓練になります。

たとえば二時間の映画で、よい時間帯も悪い時間帯もあったでしょう。よくわからない時間帯もあったかもしれません。作品とは、さまざまな要素で構成されています。だからこそ、ひとまとめに「よい・悪い」を決めつけずに、一度、記憶に蓄え、味わってみてください。

（3）肩書きで人を判断しない

初めて会った人と、名刺交換をして、会社名を聞かないと、安心して話ができない。それは、会社名で相手をわかった気になってしまっているだけです。

肩書きで、その人がわかるはずはありません。性別、年齢、服装、肩書き。一目で伝わるものだけで、相手を判断しない練習をしてみてください。

大事なのは、今見えていない何かが相手にはあるかもしれない、という意識です。

(4) 街の中のさざめきを聞く

森の中であなたは何を感じますか?

自然の中では、見なければいけない特別なものもありません。風の木を揺らす音、鳥の声、葉っぱの音。特筆すべきものはなくても、たくさんのことが起こっています。そこにただ注意を向けてください。

街の中でも同じです。自分の好きな音楽でシャットアウトせずに、街のなんでもない音に、耳を傾けてみましょう。

これらは、「言葉以前の感覚に目を向ける」練習です。

一人の人、作品、世の中の出来事……私たちに言語化できるのは、ほんのごく一部です。世界とは、すぐに判断できるものだけで構成されているわけではありません。むしろ言葉にしないほうが、存在している物事を丸ごと保持できるのです。

言葉以前の形で、自分の中に取り入れることが、多様性を蓄えるコツといえるでしょう。脳の引き出しに蓄えた多様性は、今すぐには意味がわからなくても、いつか力になることがあるのです。

教養は何の役に立つか？

最近の人工知能（ＡＩ）の発展にはめざましいものがあります。人間の多くの仕事がＡＩによって置き換えられる、ないしは、人間の仕事そのものがＡＩを要素としなければ成り立たないという時代がこようとしています。

そんな中で人間のグリットの在り方も変化していくのだと思います。この章の最後として、人間らしいグリットについて考察してみましょう。

次のような見方をすると、ＡＩはグリットそのものということができます。

ＡＩは一つのことをやり続けます。

飽きないし、疲労しない。

たとえば人間の囲碁の棋士は、何時間でも囲碁について考え続けられる高い集中力を持っている人たちですが、10時間、20時間考え続けたら、さすがに疲れて寝なくてはならなくなります。

ところがAIは、囲碁について分析を始めたら、何万局という棋譜を解析し、自分自身と碁をうって、1局を大体2秒で終わらせてしまって、また次をうつというように、飽きずにひたすら学習を続けることができます。一つのことをやり続けられる、という意味で、AIはグリットそのものなのです。

ある設定した課題を遂行するという勝負では、人間は絶対にAIに勝てません。しかしそもそもAIが課題に取り組むためには、人間の介入が必要です。

囲碁であれば、そのルールについて、方向性を人間が与えなければ、AIに囲碁を任せることはできません。そもそも囲碁のルール自体を決めたのはAIではなく、人間です。

つまりAIは定義した問題を解き続けることは得意だけれども、そもそも問題を定義することが苦手であると考えることができます。

どのように問題を定義するか。

どのような問題が解くべき問題か。

問題の方向性は無限にあります。無限の方向のうち、どれが意義のある課題か、今、どこに実現の可能性があって次のステップにつながるのか、それを人間がよく考えた上でなければ、ＡＩに任せることはできないのです。つまり、それをやるのが人間だということになります。


ＩＢＭが開発している人工知能 Watson があります。ここでも、Watson が学習する上では専門家の方向付けが必要だということが知られています。

たとえば癌についての論文を読むにせよ、どの論文が重要で、どの論文が信用できるのか、またこの分野において今どのような研究が重要なテーマになっているのか、ということについては、Watson 自身が判断することはできない。人間が与えなければならないといいます。

ＡＩに与えるビッグデータも人間が選択しなければならないという意味で、ＡＩは単独では機能できません。

一度方向さえ決まれば、グリットの力においては、人間よりもＡＩの方が優れています。しかし方向を示す役割は、人間が担っている。

その意味で、これからの人間にとって必要なのは、直感を磨くことかもしれません。グリットの方向性はたくさんあります。その無限の方向性のうち、どの方向に行くべきかという直感を磨くことが大事なのです。

白洲正子さんは、青山二郎さんに鍛えられて骨董に対する審美眼を磨きました。

そして、『日月山水図屏風（室町時代、作者不明、金剛寺）』など、彼女が目を付けるまではほとんど無名だった作品に、彼女は自分自身で美を見つけ、良さを伝え、誰もが知る作品に育て上げていきました。

白洲正子さんは、「ここに埋もれているものがあるよ！　これを掘り下げていくべきだよ！」という方向性を見抜く達人だったと言えます。

白洲正子さんのような直感を持つことが、これからのＡＩ時代のグリットには求められています。

第　5　章

立ち直る力

—心が折れたら どうするか—

挫折との付き合い方

やりたいことを続けるうえで、避けて通れないのが、失敗や挫折とどう向き合うかです。失敗しても先に進んでいける人と、あきらめてしまう人がいますが、いったい何が違うのでしょうか。

挫折を乗り越える力を考える上で、恵比寿のコーヒー店、「猿田彦珈琲」を立ち上げた大塚朝之さんは、参考になります。

猿田彦珈琲は、「たった一杯で幸せになるコーヒー屋」というコンセプトで今とても人気を集めています。世界にたった5％しか存在しないといわれる、標高1500メートル以上でとれるコーヒー豆を使って、一杯ずつハンド・ドリップで提供します。スターバックスなど高品質な豆を使ったコーヒー・チェーンがもたらしたセカンドウェーブに続く、コーヒーの新潮流、サードウェーブのコーヒー店と呼ばれています。

今でこそ人気店ですが、店主の大塚さんはもともとコーヒー店を目指していたわけではありませんでした。**夢をあきらめることから、彼の成功は始まった**のです。

大塚さんは、コーヒー店をはじめる前は、俳優をしていました。

俳優として、1000回以上のオーディションを受けては、落ちる、という生活を10年も続けていました。就職活動で何百もの会社に落ちて、うつ状態になってしまった話を聞きますが、大塚さんは10年もの間、耐えてきたわけです。

しかし大塚さんは、「これだけ続けてきたのだから、もう自分には俳優しかない」とは考えませんでした。新しいチャンスを、見事つかみとったのです。大塚さんは、挫折にいかに対処したのでしょうか？

ポイント1：人間関係は「弱いつながり」を大切に

大塚さんがコーヒーの道に入ったきっかけは、友人からの一言でした。

「うちで働かない？」

「もうこれ以上俳優は続けていけない」と大塚さんが悟ったとき、声をかけてくれたのは、炭火焙煎コーヒー豆店ではたらいていた幼なじみでした。そこで始めたアルバイトが、大塚さんの次のキャリアにつながったのです。

どんなにがんばってもうまくいかないとき、人生が行き詰まったかのように感じる瞬間があります。「俳優に全力を注いできたのに、ダメだとわかってしまった。自分には何も残されていない。もう終わりだ――」といった具合です。

そんなときに、グリットのある人はどうするでしょうか。

まず、手を差し伸べてくれる他人の声に耳を傾けます。

外部の人は、自分にはない選択肢を気づかせてくれます。「これやってみない？」とアルバイトでも、旅行の誘いでも、小さな一言で別の道がつくられるものです。

重要なのは、外部からの選択肢は、必ずしも家族や親友といった「深い関係」の人からもたらされるものではないということです。

スタンフォード大学の社会学者、マーク・グラノヴェッターは情報の伝播について、次のような研究を行いました。

リストラに遭った人に、「転職をしなければならない状況に陥ったとき、どんな人が仕事を紹介してくれましたか？」と聞いたのです。

あなたは、どう思いますか？　次のうちから一つ選んでください。

（1）頻繁に顔を合わせる、自分をよく知っている人物
（2）年に一回以上は会うけれど、頻繁ではない人物
（3）年に一回も会わない、遠い人物

グラノヴェッターの調査によると、実際に転職先を紹介してくれた人物が、（1）頻繁に顔を合わせる人物だったのは、16・7％。（2）年に一回以上は会う人物は55・5％で、（3）年に一回も会わない遠い人物は27・8％でした。

つまり、頻繁に会う人たちよりも、**年に一回程度しか会わない関係性が薄い人たちのほうが、自分が危機におかれたときに助けになる**傾向があるのです。

なぜでしょうか。頻繁に会う人物は趣味が似ていたり、持っている情報が似通ったりして、紹介される仕事もすでに知っていることが多いものです。

一方、いつもは会わない人は、考えてもみなかった情報をもたらしてくれる可能性が高い。だからこそ、「弱いつながり」の人物はとても大事なのです。異なる考え方を持つ人を敬遠しがちな人もいますが、困ったときこそ弱いつながりが力になります。

ポイント2：期待しない

挫折から立ち直る二つめのポイントは、期待しすぎないことです。

期待しないのがポイントだなんて、夢がなく、身も蓋もないように聞こえるかもしれません。

おそらく就職活動で失敗して、落ち込んでしまう人は、企業に対して大きな期待があるのでしょう。夢をもつのはもちろんよいことです。しかし期待が大きくなりすぎると、その会社に入社しなければ生きる道はない、と思い詰めてしまいます。

一方、続けられる人は、「いいことは神様からのボーナス」くらいにとらえています。夢は持っていても、成功の可能性については現実的な判断をしているのです。

人間には、**ダニング＝クルーガー効果**と呼ばれる認知的傾向があります。

１９９９年、アメリカの心理学者デビッド・ダニングとジャスティン・クルーガーが、ある大学の教室で「論理的推論能力」、「文法の理解力」、「ユーモアの理解力」という三種の知性を測るテストを行いました。

彼らはテスト後、学生たちに実際の点数を知らせる前に、「テストの自分の成績は、クラスの中でどのくらいの位置だと思うか」と自己評価をさせました。

結果はどうなったか。

どのテストでも、実際の点数が悪い人ほど、点数を知る前「自分はクラスの中で上位にいる」と勘違いする傾向があるとわかりました。

逆に、点数がよい人は、実際よりも自分の順位を低く見積もる傾向がありました。

つまり**技術や知識が低い人ほど、自分の能力を客観的に把握できておらず、できる気がしてしまっている**のです。

点数が低いのに「できている」と思い込むのは、課題で高い点数をとるために、何が必要かを理解していないからです。理解していないからこそ、非現実な夢を見てしまうのです。

技術や知識が高い人ほど、必要な努力が見えていて、だからこそ非現実的な夢は持たず、ひたむきにできる努力をする傾向があります。

私の知人は高校時代、野球部のエースでした。甲子園にも出場し、3回戦まで勝ち残りました。彼は身体能力が高く、正真正銘のエースでしたがプロ野球には入らず、会社勤めをしています。

周りからは「あいつの野球はすごい！」と見られていましたが、おそらく彼自身は「プロになれる」という期待はしていなかったのでしょう。なぜならプロの野球選手になるために、どれほどの努力と実力が必要か、見えていたからです。

彼は技術があったからこそ、過大な期待は抱けなかったのです。

※左の図の説明：ダニング＝クルーガー効果。一番成績の良い上位四分の一の人たちは、自分の実際の成績と、自分の見積もりとの誤差が少ない上に、実際よりも謙虚に見積もっている。下位四分の一の人たちは実際の成績と、自分の見積もりとの誤差が大きく、実際よりもはるかに「できる」と思い込んでしまっている

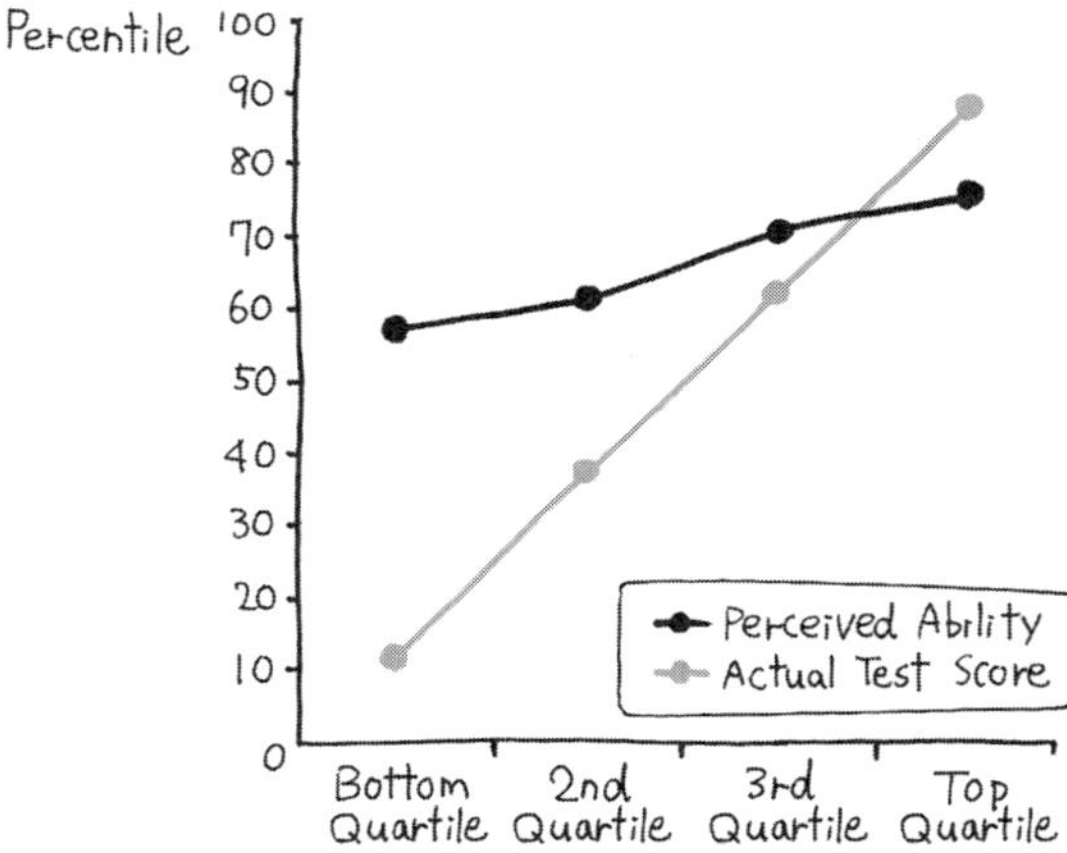

もちろん、過大評価は悪いことばかりではありません。根拠のない自信は夢を育てる力になります。最初から現実しか見なければ、誰も大きな夢など抱けないでしょう。

しかしその分野で、腕を磨き、技術と知識が上がると、成功の可能性については慎重な評価がくだせるようになります。

もしかすると夢の実現とは、すべての期待が消えてからが本番なのかもしれません。過度な期待を持たずに、具体的な努力の仕方が見えるところまできたなら、夢の実現まではもう少しといえるでしょう。

ポイント3：基準を知る

私たちにできるのは、少しだけ難しい課題に挑戦し、経験を積み重ねることだけです。少しずつ階段を上がっていくと、見える景色が変わっていきます。どこまで上がれるかは、実際にやってみないと誰にもわかりません。

これは、暗中模索のように聞こえるかもしれません。

そんなとき「基準を知る」ことは助けになります。目指す分野で最高のものに、なるべく早くふれてしまうのです。

以前、現役Jリーガーの方に話をうかがったとき、印象に残った言葉があります。

「小学校一年生なのに、六年生のチームでプレーできる人しか、プロにはいないんですよ」

上級生に交じって、活躍している同い年の存在を見たら、「何かが違う」と感じるでしょう。自分と相手は何が違うのか。必死に考えるでしょう。

J．K．ローリングさんの『ハリー・ポッター』シリーズは、世界中を熱狂させています。「子ども向けのファンタジーなんて、自分にも書けそうだ」と思ってしまいますが、実際に書いてみると、その難しさに気づくはずです。

まず「無理だな」とわかる。それこそ、基準を知ることです。**「無理だな」は、プロの基準を身につけた**ことなので、そこから具体的な努力ができるようになるのです。ダニング＝クルーガー効果で解説したように、「自分の能力を正しく理解する」のは、難しいことですが、「基準」は正しく進むために必要なものです。

ポイント4：エラー信号を見落とさない

成功する人は必ず「挫折」を経験します。だからこそ、挫折に慣れる必要があります。失敗したとき、それでも続けられるかどうかは、精神的な態度にすぎません。

それには、将棋の「感想戦」が参考になります。

将棋界のスターといえば、タイトル獲得数歴代一位の羽生善治さんです。

しかし羽生さんの2016年度の勝率は0・5510。羽生さんほどの人でも10回に4回以上は負けているのです。

勝ちと負けが当たり前に混在する世界だからこそ、負けたときに落ち込み、腹を立てていては、どうにもならないと棋士は知っています。

彼らは対局が終わると、対局者同士で振り返る「感想戦」をやっています。

「この手にはどういう意味があったのか」

「あのときどうしていたら良かったのか」

よかったところ、ダメだったところを、しっかりと認識しているのです。まず、自らの間違いを認識する。すると、最善の手を模索できるようになります。これは、**「負けとは成長するためのきっかけでしかない」**と考えている精神的な態度です。

人生においても、十戦十勝はありません。

それなのに、私たちは、負けや失敗を恥じて、隠そうとします。テストで悪い点数をとったのび太君のように、答案を隠してしまう。しかし、負けから目をそむける態度は、能力を伸ばすためには、助けになりません。

一つのやり方でダメなら、別の方法でやってみる姿勢が基本なのです。

拡張現実、ウェアラブルコンピュータや、無人の自動運転車など、先端の研究を次々と打ち出すX社では、あるプロジェクトが失敗すると、ボーナスを出すそうです。彼らにとって失敗とは、「可能性がない」とわかること。失敗も一つの大事な情報なのです。これは、人生においても正しい考え方だと思います。

一つのやり方を探ってみて、「可能性がない」にぶち当たる。それは、別の道にいけばよいという情報であって、失敗ではないのです。

人生を、プロジェクトの連続だと考えてみましょう。ぼんやり夢を見ているのならば、徹底的にやり尽くす。夢をあきらめることこそ、実現の第一歩であると納得していただけたでしょうか。

ポイント5：失敗はチャンス

失敗が大切だとしても、ただ失敗を続ければいいのでしょうか？

もちろん、それは違います。

将棋の感想戦で述べたように、**失敗の後、いかに見つめ直すか、**がポイントです。

NHK『プロフェッショナル 仕事の流儀』に、脚本家の倉本聰さんが出演されたときのことです。私はそこで、大ヒットドラマ『北の国から』（1981年〜フジテレビ）がどうやって誕生したかを知りました。

倉本さんは、NHK大河ドラマの脚本を担当していたとき、プロデューサーと大喧嘩して、途中降板となってしまいました。大河ドラマといえば、テレビ界の王道です。そこまで登りつめながらも、「人に気に入られる脚本を書けない」「テレビにむいていない」とわかってしまったのです。

倉本さんは失意の中、トラックの運転手になろうと北海道の富良野へ移り住みました。そして、富良野のバーで飲んでいた。すると、そこで知り合った人たちから、都会では出合えない強烈な人生の物語を聞いたそうです。

倉本さんはここで、「何も知らない都会の少年が、この過酷な場所で生きていくとしたら、どうなるだろう」と『北の国から』の着想を得たのです。距離をとって失敗を眺めたからこそ、自分は何が嫌いで、何がやれるかがよくわかったのだと思います。『北の国から』は、私も人生の中で何度となく救われてきた、ドラマの「古典」。

名作は、挫折の果てに生まれたのです。

大失敗から何かをつかみ、成功する。

デザイナーの佐藤可士和さんもその一人です。

若さと才能にあふれていた彼は、「広告業界を変えてやる！」と意気込んで作品をつくっていたところ、急にメインの仕事から外されてしまいました。

しかし彼は、その経験から、相手の話を聞くことこそ、人の求める作品をつくる秘訣と気づきました。そこから、クライアントの本質を引き出すクリエイターとして、快進撃を続けます。ダメなときの分析は、チャンスにつながるのです。

ポイント６：感情と論理を切り離す

失敗しても続ける人は、「精神力が強いのではないか？」「鋼のメンタリティを持っているのではないか？」と思われるかもしれません。

しかし、そうではありません。

うまくいかないと、感情的になって、論理的な分析ができなくなり、自分や他人のせいにしてしまいがちです。

「感情」に従っていては、状況を打開できません。冷静に分析し、解決策をひねり出さなくてはなりません。それができるようになるのは、訓練です。

人は誰しも、難しい条件におかれれば、パニックになります。

歴史上、もっとも危険なプロジェクトといえば、1970年のNASA有人月飛行アポロ13号でしょう。宇宙空間での事故を乗り越え、乗組員全員が無事、帰還した奇跡は映画にもなりました。

アポロ13号は、なぜパニックを起こさなかったのでしょうか?

NASAの乗組員たちは、危機管理能力を上げる訓練を、日頃から受けていたからです。どんな事態が起こるか確率的に分析して、考えうる最悪な状況について何度もシミュレーションしていました。複数の可能性を考える習慣が身についていれば、想定外の出来事が起きても、冷静に分析できるわけです。強靱なメンタルを持っていたわけではなく、訓練で危険な状況を経験しているので、パニックにならないのです。

コナン・ドイルの推理小説『シャーロック・ホームズ』の主人公シャーロックを思

い浮かべてください。相棒ワトソンは、事件に対して人間味あふれる感情的反応を示しますが、シャーロックはまるで人工知能のように「問題はこれで、考えられる最適解はこれだ」と論理的反応をします。

面接に落ちたという問題を、シャーロックが考えるとどうなるでしょう? **彼だったら、「単なるマッチングの問題」だと答えるでしょう。** あなたが悪かったから落ちたのではない。面接官が悪かったから落ちたのでもない。あなたと、面接官との相性が合わなかっただけだ、と。

誰にでもいいところと、悪いところがあるもので、完璧な人はいません。採用とは個人のいいところが、会社のニーズと一致しただけであって、人としての価値とは無関係です。「自分が悪い」「相手が悪い」という「感情」は、「分析」にならないのです。

「そんなに簡単に感情を切り離して分析なんかできない」という声も聞こえてくるでしょう。

では、こう考えてみてはどうでしょうか。

パソコンの初心者は、パソコンが不具合を起こすとパニックになります。熟練者は、「原因はこれかな?」「だったらこうすれば直るはず」と可能性が高いものから順番につぶしていきます。スキルが上がるほど、パニックにならないのは、経験上、わかってもらえるのではないでしょうか。

つまり、慣れていないだけなのです。

面接に落ちた人も、「どうしてうまくいかなかったか」についてリストアップし、自分でコントロールできる要因があったら、それらを冷静につぶしていけば、次に受かる確率は上がるでしょう。恋愛も同様です。**面接も、恋愛も、「PCのバグと同じ」**と考えると、感情がコントロールしやすくなります。

ポイント7:人生のユニバーサル・モーターをもつ

いやなことは誰にでもあるものです。もちろん、私自身も無縁ではありません。心を乱される出来事は起こります。友人に裏切られたり、同僚が成功して自分だけが取り残されてしまったり。どんなに努力をしても状況を変えられず、落ち込むこともあります。

そんなとき、いやなできごとは、「人生の時事ネタ」と思えばいいのです。

世界ではトランプ大統領が暴言を吐いたり、紛争が続いたり、悲惨な出来事が絶えません。深刻なニュースばかり追っていると、世界が終わりに近づいている気持ちになってくるものです。

しかし長いトレンドを見れば、世界は終わりになんて近づいていないとわかります。

アメリカの心理学者のスティーブン・ピンカーはこんなデータを出しています。

全世界を統計的に過去のデータと比べてみると、

「世界の文盲の人の割合は減った」

「幼児死亡率は減った」

「民主主義の国で生活する人数は増えている」

とわかるそうです。

目の前のニュースだけを追うと、暗澹たる気持ちに駆られますが、長いトレンドで見れば、よい方向に向かっている。「長い目で見る」とは、世界を違った風に見せてくれるのです。

人生の出来事も同じです。

嫌なことは、どうしても起こるものです。

そんなときは、長い目で人生を眺めてください。

日本を代表する批評家、小林秀雄さんは生前、こんなことをおっしゃっていたそうです。担当編集者だった池田雅延さんからうかがったお話です。

「ヨットには、ユニバーサル・モーターというのが付いているのを知っているか？ヨットには、スピードを出すためのモーターとは別に、スピードは出ないけれど、必ず港までたどり着くための、絶対に故障しないモーターが付いているんだ」

私たち人間にも、目の前の成功や失敗に左右されない、最後まで走り切るモーターが付いています。私は、それこそがグリットなのだと思っています。

第6章

子どもの継続力を伸ばす —グリット的育て方—

子どものしつけは厳しく？　甘く？

「子どもは厳しくしつけたほうがいいか、甘やかしたほうがいいか」

子育てに悩んでいる親からそんな質問をよく受けます。

一言で答えるなら、**「叱ることに意味はない」**と私は考えています。

「子どものグリットを育てる」という観点から、説明していきましょう。

グリットは、「Goシグナル（いけ！）」と「No-Goシグナル（待て！）」の峻別と維持が、適切にできるかどうかの問題です。

Goシグナルとは、やりたいことがたくさんある中で、「これにいけ！」と脳が出す命令で、反対にNo-Goシグナルは、「手を出してはダメ。待て！」と脳が止める命令です。

何にGoを出して、何にNo-Goを出すのか。状況に応じて、自分でシグナルを出せるかが大切なわけです。

子どもは、ネットやゲームに何時間も熱中する傾向があります。

ゲームに熱中するのは、将来、ゲームプログラマーになる可能性もあるので、悪いことではないのですが、学校の勉強もしてほしいところです。どうやって説得するか、多くの親が苦労されていると思います。

頭ごなしに叱っても、なかなかうまくいきません。

「やめなさいっていってるでしょ。ゲームばっかりやって！」

親がNo-Goシグナルを出す、つまり「親がダメだといっているからやめる」となると、親がいないときはやってもいいとなってしまいます。「親に隠れてやる」を学んでしまっても仕方ありません。子どもが「今はやらないほうがいい」と、自分で判断できるように仕向けなければならないのです。

GoシグナルとNo-Goシグナルを決めるのは、子どもの脳の司令塔、前頭葉です。

子どもがNo-Goシグナルを出せるよう、大人にできることがあります。

それは、**理由を冷静に説明する**ことです。

「お母さんは、あなたがゲームばかりしているのは心配。ゲームで生きていくこともできないわけではないけれど、学校の勉強も面白いから、それに気がついて欲しいと思っている」

正直に自分の気持ちを子どもに伝えるのがコツです。

本当はその子は、ゲームに熱中したほうがよいかもしれない。何がベストかは誰にもわかりません。

だからこそ、「いい・悪い」という正解を伝えようとせずに、「自分の気持ち」を冷静に説明するのです。

親が感情的に、「これはダメ！」と叱ってしまうと、子どもは「なんで？」という気持ちになるだけですが、感情の中身、すなわち「どうして心配しているのか」という気持ちを伝えると、子どもにとって「そうか。やめたほうがよいだろうか？」と、自分で考える機会になります。考えを伝えたら、あとは子どもが自分で気づくのを待ってあげてください。

親がいうだけで、なかなか変わらない場合は、どうしたらいいでしょう。

「あとで夕飯が食べられなくなるから、お菓子は我慢しておこうね」

と親がいっても、子どもはずっとお菓子を食べ続けている。

そんなとき、もし傍に友だちがいたら、その存在を借りるのも有効です。

「○○ちゃんは、食べないで待っているね」

他の子の振る舞いに注意を促すと、自分の行動を考える機会になります。この場合も、あくまで自分で考える機会をつくるだけ。それが、大人のできることなのです。

報酬は「物」ではなく「認める」

では、「褒める」のは、どうなのでしょう？

ご褒美はあげたほうがよいのでしょうか？

褒めるのは大事です。しかし、ご褒美として「物」を渡すよりも、効果的なことがあります。それは、親が子どもの行動をちゃんと認めてあげることです。

物を与えられるより、「見てもらう」「よかったと言葉で伝えてもらう」など、親に認めてもらうほうが、子どもの脳にとっては意味のある報酬になります。

なぜか。子どものとき、たとえば公園の滑り台の上で、お母さんに向かって「見て！　見て！」と叫んだ記憶はないでしょうか。お母さんが自分を見ているときには、派手なポーズや、難しい技に挑戦してみるのに、お母さんがそっぽを向いているときには、なんとなくつまらない気持ちがして、やめてしまう。

子どもにとって、親（または親代わりの人）が、世界の中での安全基地です。親が静かに見守っていれば、「これをやっていていいのだ」とわかる。危なかったら親はとめるはずですから。**「親が見ている」とは、子どもにとって現状が認められたことであり、それが新しい世界を探索する力になるのです。**

見てくれているかどうかが、子どもには大事な情報なのに、物だけが渡されるだけでは、報酬として雑なのです。親が力を入れていない感じがしてしまう。

物をあげてしまえば、親がコメントする必要もなくなってしまいます。

「発表会に行けないけれど、がんばったから、おもちゃを買ってあげるね」

これでは子どもが羽ばたけるメッセージにはなりません。

「でも、感想を上手に伝えるのは難しい」

と思うかもしれません。そんなときは、客観的な事実をいえばいいのです。

「一ヶ月もかけてつくったんだね」

「発表会まで一日30分は練習したから、3ヶ月で45時間も続けたことになるね。飛行機に乗ったら、日本からブラジルまで行けちゃうくらいがんばったってことだよ。すごいね！」

子どもの努力を、客観的な事実としてわかりやすく伝えてあげると、

「あれ？　そんなにすごいのか」

「私、難しいことをやり遂げたんだ！」

と子どもが気づくきっかけになります。

子どもは、自分の行動にどんな意味があるのか、自分を外側から見る「メタ認知」ができていないので、**その価値を大人が言語化してあげると、プレゼントよりもずっと意味のある報酬になるのです。**

子どもが夢中になるには

グリットを育てるには、イースター・エッグのイメージが大切だと述べました。子どもにも、「成果が見えるまで、がんばって待つとよい」と理解させるのは大事です。そのために、幼いときから経験させたいのが、プロジェクト型学習です。

幼稚園での演劇発表会や、運動会はとてもよいプロジェクト型学習になっています。園児たちは、当日まで親に見てもらえない中で、練習を続けます。発表会当日にやっと親がやってきてその成果を見てくれる。

子どもの頃に、発表会や、授業参観で、親が来てくれているかどうかというのは、とても気になったものではないでしょうか。当日見てもらえると、ようやく不安が解消される。**苦労した分、しっかり評価してもらえるとわかれば、その先も努力を続けられるようになります。**

演劇でも、運動競技でも、披露の日がきまっていて、その日がプロジェクトの完成日です。「苦しかったけれどその日が来て、すばらしい日になった！」という発見でグリットのコツをつかむのです。

幼稚園や小学校に頼る必要はないのかもしれません。どんな形でも子どもが夢中になれるプロジェクトを与えられたら、子どもは自然に続ける力を身につけます。

私の場合は、「ゴマダラチョウを捕る」というプロジェクトが記憶に残る、自分で完成させた最古のプロジェクトです。

子どもの頃、私は蝶々を追いかけるのに夢中になるうちに、捕まえるのが一番難しいのはゴマダラチョウだと気づきました。5歳の子の持てる網は短い。一方、ゴマダラチョウは高い所にしか飛んでいない。しかも飛ぶのがとても速い。ヒューンと飛行機のように一気に飛び立っていく姿に、「どうしても捕まえたい！」という強い憧れを抱きました。

私に捕獲できるチャンスがあるとしたら、高い木の上から下に降りてくる一瞬だけ。私は神社の木の下でずっとその瞬間を待ち続けました。

一週間、朝から夕方まで、お昼ご飯にも家に戻らずに、神社の下に通い詰めて、やっと捕まえられました。この喜びは今でも忘れません。

親は、「毎日せっせと出かけていって、あの子は何をしているんだろう？」と不思議だったに違いありません。今思えば、私の親は、私が夢中になったプロジェクトについては、完成まで何もいわずに見守ってくれていました。

私が蝶々のオタク化していると気づくと、母親は、大学の蝶々の専門家に連絡をとって、その先生の所へ連れて行ってくれました。母親は蝶々の知識はなかったけれど、知っている人のところへ連れて行けばよいと思ったのでしょう。おかげで、上には上がいる、喜びは尽きないと学び、グリットが鍛えられました。

カメラに興味がある子だったら珍しい鳥の撮影を、ものをつくるのが好きな子だったらレゴブロックで城をつくることを、達成に時間がかかる目標を、さりげなく提案してみてはどうでしょうか。

「やっと、完成した！」

そんな完成の喜びを体験させてあげるのが大事なのです。

成功体験を蓄えてグリット・サイクルをまわす

教育が必要なのは、子どもに限りません。

会社でも、部下や後輩がなかなかやる気になってくれない、と困っている人がいるのではないでしょうか。

そんなときは、どうしたらいいか。

大人に対しては、最初に「概念」を伝えるべきです。

「面白い仕事に出合うには時間がかかる」

「人生には挫折があるものだ」

「それでも最後までやり遂げたら、身につくものがある」

言葉で説明してみましょう。概念として提示されれば理解できます。理解できれば、挑戦させて、成功体験を積ませることが、手っ取り早いでしょう。

たとえば、モチベーションが低い部下は、商品企画でも、会議の運営でもいいので、ちょっと難しいプロジェクトを任せてみましょう。

挫折を経験させつつ、最後までやりきるところまで、さりげなくサポートしながらもっていきます。

この際、上司には我慢が必要です。一度挑戦させる以上、「最後までやると、身につくものがあるのだな」「挫折をしても、他人の助けがあると、乗り越えられるものだ」と体験させなければなりません。

仕事なので、大きなミスは避けたいものです。

部下に任せておきながらも、ミスをすると、厳しい言葉で叱ってしまうかもしれません。やっぱり任せられないと途中で打ち切ってしまうと、部下には苦しい思いだけが残ります。それは、「いい学習をさせた」とはいえないのです。

必要なのは、

（1）致命的にならないようよく見ていること
（2）ある程度の失敗を見込んでおくこと
（3）失敗したときのコメントは建設的にいうこと、です。

努力が報われる経験を何度か経験すると、グリット・サイクルが身につき、上司に頼らず、やる気を持って仕事に向かえるようになります。

ダメ出しはどのようにするか

「コメントは建設的に」とさらりといってしまいましたが、なかなか難しいかもしれません。

ついつい、「おまえは未熟だ！」「ふざけるな！」と感情的にいいがちです。ダメ出しは、いくら冷静に伝えても、相手にとっては腹が立つもの。ダメ出しが原因で会社をやめてしまう人もいると聞きます。どのようにしたらよいでしょう？

私は、ダメ出し自体は、行うべきだと思います。

私自身も大学院生のとき、初めて英語で書いた論文を、助手の白木原さんに見てもらいましたが、英語の文法を細かく直されて非常に腹が立った経験があります（笑）。

「茂木君は、冠詞が間違っている」

といわれるのですが、私自身は英語に自信を持っていて、論文に思い入れもあったので、つい「そんな細かいことはいいじゃないか！　もっと本質を見てくれよ！」と思ってしまいました。

しかし、助手の白木原さんは、欠点をいつも技術的に指摘してくれました。冷静に考えると、身近な人がひっかかるような論文が、学会誌に受理されるわけがありません。欠点があるなら、直したほうがいい。腹は立ちましたが、すぐにありがたいと考えなおしました。

このとき、「本当におまえの英語はダメだ」とか「おまえは未熟だな」と具体的に直しようがない形で叱られていたら、自信を失っていたかもしれません。何を直したらよいかが明確で、直せば必ず良くなると理解できたからこそ、実行できたのです。

感情をそのまま伝えるのではなく、どこに問題があるか、具体的にアプローチする。部下も、「この人のいうことには一理あるな」と考え直してくれるでしょう。

また、建設的なダメ出しをしたら、あとはやはり待つしかありません。そうすれば次には必ず成長しているものです。

部下を立ち直らせるためには、**「途上だったときの経験」を伝える**ことも助けになるかもしれません。

思えば、白木原さんに指摘されたのは、ミスだけではありませんでした。お酒を飲みによく連れて行ってもらって、「酒場に行くときは空腹で行っちゃダメだ。蕎麦を腹に入れていけ」なんてイキなことも、さらりと指摘して、教えてくれた人でした。

白木原さんは、タンパク質の結晶を作る実験をしていました。この分野の研究は、10年かけないと一つの論文が書けないようなところがあります。論文が書けなければ、出世も難しく、白木原さん自身が大変な苦労人だったからこそ、私は話を聞くことができたのかもしれません。

指導教授の若林健之さんに、こんなことを教えてもらいました。

若林研究室は、「実験」をする研究室だったのに、私はその研究室に所属しながら、なぜか「理論」で博士論文を書きました。そのとき、若林さんがぽろりと私に向かっていったのです。

「茂木君。理論で仕事をしていくのは大変だよ。私がケンブリッジ大学にいたときに、フランシス・クリック（ジェームズ・ワトソンと一緒に、ＤＮＡの二重らせん構造の理論を発表し、ノーベル賞を受賞したイギリスの科学者）は、週末、何十本という論文を持って帰っていたよ」

二重らせんでノーベル賞を受賞したという輝かしい側面だけでなく、理論を立てるという仕事に、どれほどの努力が必要なのか、さらりと伝えてくれたわけです。

よい仕事はいかに努力を長い間継続しないとできないものなのか、そのことを伝えられる存在がよい師匠でしょう。師匠の言葉によって、部下は長い道のりを想像し、我慢を覚えていくのです。

自発的な子どもを育てるために

「今まであなたは何をやってきましたか？」

これからは日本の大学入試はＡＯ入試に移行していくと私は考えています。その際に問われるのが、この問いです。

自分で提案し、他人と協力し合って実現する、自主性を伸ばすために、大人は何ができるでしょうか。

私は、国際バカロレア資格の認定校（世界共通の大学入学資格を与えられる学校）である、東京インターナショナルスクールや関西国際学園などにうかがって、未来の教育のヒントをもらいました。

それらの学校では、子どもたちが、自分の調べてきたことを、英語でスピーチして、発表していました。

興味深かったのは、子どもたちの英語が間違いだらけだったのに、誰もそれを気にかけていなかったのです。

ネイティブの先生は、当然、子どもの英語の間違いに気づいていたでしょう。

しかし、授業は、「間違いは減点」という思想で行われていなかったのです。

教師はスペルや文法のミスではなく、「この子は、何に興味を持っていて、どこまで追求できたか」に目を向けていたのです。

一方で、日本の教育現場には、こんな話があります。

ある英語嫌いの中学生の男子がいました。

彼は英語の勉強をしないせいで、いつもテストの点数が悪かった。

しかし、この子があるとき、アメリカのロックバンドにはまりました。

あまりに好きになったので、英作文の宿題に、「このバンドの音楽がいかにカッコいいか」について熱烈な思いで書き上げました。

しかし、点数は0点。

文法ミス、スペルミスだらけだったからです。

私は、これは魂の殺人ともいうべき出来事だと思いました。

もしも作文を、ロックバンドに直接送っていたら、喜んでもらえたかもしれません。「自分たちの曲は、言語の異なる国の若者に、慣れない言葉で手紙を書かせるほど感動を与えたのか」と。

「三単現のS」や、正しいスペルを基準に、内容さえ読まずに「0点」を付けてしまう教育は、進歩に対するリスペクトがありません。

作文の核心である、バンドへの想いを掬い取ってあげれば、そして「もっと伝わりやすくするためには、こうしてみてはどうだろう？」と具体的なアドバイスができていれば、彼の英語で気持ちを表現するプロジェクトはどんどん前に進んだでしょう。

大人がテストの正解にとらわれていたら、自発的な子どもは絶対に育ちません。

本質を見抜く力

これからの時代に大切なのは、本質を見抜く力です。

本質を見抜く力をつけるためには、次の二つが必要です。

（1）サンプルをたくさん見る

（2）体を動かして、実際にやってみる

サンプルをたくさん見るとは、人工知能と同じです。

人工知能は、将棋で強くなるために、何万種類もの棋譜のサンプルを見て、パターン認識します。とにかくたくさん見ると、法則と型が見えてくるのです。

さらに、自分で体を動かしてやってみると、「できる・できない」がはっきりします。すると、ものごとがより具体的に見えるようになります。この二つを通して、本当によいものがどういうものなのかがわかる。

それが「本質を見抜く力」です。

これが鍛えられないと、人生をかけるべき課題がわからないでしょうし、無意味な努力を続けてしまうかもしれません。

英語の勉強も同じです。

私が高校生のときの、英語力を上げるプロジェクトは、「英語の原書を読む」でした。『赤毛のアン』をはじめとして、原書を30冊ほど読みました。

私は『赤毛のアン』がとても好きでした。孤児だった女の子アンが、男の子が欲しいと思っている兄妹のところへ送られてしまう。兄妹は「男の子なら、はたらき手になるから引き取りたい」という気持ちがあったので、アンを見ると「なんで女の子なの？」とがっかりする。しかし兄のマシューが妹のマリラに「この子が私たちに何ができるかじゃなくて、私たちがこの子に何ができるかを考えよう」といって、アンはその家に引き取られることになりました。

マシューのような発想を、私はこの本を読むまで知りませんでした。

日本では、孤児を引き取ることも少ないですし、キリスト教世界の中で育まれてきた人間観は、私にとって目を開かれるような体験になりました。

もちろん英語の原書を読むのはつらかったですが、今まで知らなかった感覚に出会える感動があるからこそ読み続けられました。

多くの英語の本を読むと、英語圏の人たちの感覚・常識がわかります。それを自分たちの常識と照らし合わせることで、お互いの文化の良いところ、悪いところがよくわかるようになっていきました。

そして今度は、自分で英語の文章を書いてみたいという気持ちがわいて、書いてみると、本の中の文章とはまるで違っていて、下手くそだということに直面しました。

本のレベルで文章を書くには、どれほどの努力が必要か、はるかな道のりに途方に暮れました。

私はこのように自分でプロジェクトを進めていきながら、「英語」を身につけてきました。文法や単語だけが英語ではありません。英語には「感覚」もあり、「常識」もあるのです。**自らつかみとったことは、どんなに小さくても、人生を支える「本質」になる**のだと思います。

「これが私だ!」を探す課題

あなたは絵を描いたことがありますか?

子どもの頃の授業でなら、という人も多いかもしれません。

一枚の絵を仕上げるというのは、なかなか時間のかかることです。何を題材に選ぶか、どんな風に切り取るか、どこで筆を止めるか。これも一つの正解がないプロジェクトです。

塀があるだけの道という平凡な風景も、明治の画家、岸田劉生《きしだりゅうせい》が手掛ければ、『道路と土手と塀(切通之写生)』という、人の心を惹き付ける絵になります。

毎日やってくる郵便配達員でさえも、フィンセント・ファン・ゴッホが切り取ると、名画と呼ばれる一枚の絵になるわけです（『郵便配達人ジョゼフ・ルーラン』）。

絵は、その人の物の見方が問われるものです。
どうしたらセンスのよい見方ができるのか？
センスはどんな風に鍛えていくものなのか？
私が、子どもたちに出してみたい課題はこのようなものです。

「『これが私だ』と思える石を、河原から一つ見つけて、サインをしなさい」

ラベルも値段も付いていない、なんでもない石ころを、形や色や触覚で「これが私っぽい」と選ぶ。みなで持ち寄って、「どこが良かったの？」「どんなところがあなたなの？」と説明し合って、「集まった石の中でどの石が一番よいと思う？」と投票させてみる。大人にとっては、意味のない課題に見えるかもしれません。しかし、子どもたちは夢中になって拾ってくるでしょう。

なぜこんな課題を出すのか。

芸術に「正解」はありません。

ゴッホの絵も、生前、ほとんど売れませんでした。ゴッホは自分の絵に価値があるなどと知らないで死んでいきました。

「この絵がよいか」の基準は、世界のどこにもないのです。

芸術は頼る基準がない中で、自分のセンスを頼りに「よい」と選び取ることからはじまります。

だからこそ、肩書きも、お墨付きも、何もない石ころを、責任もって「これが好きだ」、「これが私だ」と選んでみてほしいのです。

理由のないところに、自分で意味を見つけて、他人に語る。

「もともと絵って、ここに集めてきた石みたいなものなのかな?」

「ピカソやゴッホが一流というのは、どうやって決まったのかな?」

「みんながよいと認めている絵があるけれど、本当はどうなのかな?」

と自分たちで考え、議論を深めていけると思うのです。

大人の役割は何か？

本質を身につけるには、子どもたちが自分で学ぶしかありません。では、教師には何ができるのでしょうか？

やはり、多くの本物を見せることです。

私が小学校のときの音楽鑑賞会で、スペインのフランシスコ・タレガの『アルハンブラの思い出』がかかったとき、親友の伊草孝志が「これいいなあ〜」とうっとりした顔をしたのを覚えています。クラシックを普段聴かない彼にとって、『アルハンブラの思い出』は衝撃で、未知の扉が一つ開いたのでしょう。

それまで知らなかった価値を届ける。それが教師の役割ではないでしょうか。

私は先日ある大学で、「偶然の幸運（セレンディピティ）」をテーマに授業をしました。

授業が終わってから、ある学生がいいました。

「授業で最後に流していた、グレン・グールドの最後のスタジオ録音の映像が、私にとってのセレンディピティでした」

カナダのピアニスト、グレン・グールドは、「理想の演奏を追求するために、録音に専念したい」と、ある時期から聴衆の前に出るのをぱったりとやめてしまいました。

学生は、グールドの音楽は知っていたのですが、本人が演奏する「映像」は、知らなかったのです。歌いながらピアノに没入するグールドの姿は、唯一無二です。

グールドをメインにした授業ではありませんでしたが、学生の反応は新鮮で、「そこに反応するものか」と感心してしまいました。

人によって、**持ち帰るものはそれぞれでいい。必ずしも教師の伝えたいメッセージでなくてもいいのです。**

私が、学校の授業から持ち帰った一つは、宮澤賢治の『永訣の朝』です。

詩の中の、妹が死んでしまう朝、賢治に呼びかける声「あめゆじゆとてちてけんじや（雨雪とってきてちょうだい）」は、今でも忘れられません。

けふのうちに
とほくへいつてしまふわたくしのいもうとよ
みぞれがふつておもてはへんにあかるいのだ
（あめゆじゆとてちてけんじや）

本に書かれた言葉から、こんなにも不思議な声が聞こえてくることに、私は本当に衝撃を受けました。

どこにひっかかるかはそれぞれの自由です。最初のひっかかりを与えてあげることと、大人が本物を見せることが、子どもの世界を広げるために何より大事なことだと思います。

なぜ「本物」がよいのか

なぜ本物を見せるのがよいのかといえば、必ず手間がかかっているからです。

さきほどの課題「河原の石ころ」は、20世紀の美術家マルセル・デュシャンの作品『泉』から発想したものです。

『泉』は、デュシャンが見つけてきた男性用小便器に、「R．MUTT」と架空の人物の名前をサインしただけの作品です。

「ゼロからつくるのが芸術だ」というアート界の常識の中、デュシャンは既成品（しかもただの便器）にサインをして、終わりにした。大革命です。

この作品の意図については、さまざまな説を唱える人がいます。

「デュシャンがどこかから便器をとってきただけと一般には思われているけれど、それは間違いで、実は彼がゼロから陶器を焼いたのだ」という説を持つ人がいます。『泉』は、オリジナルが行方不明になって、写真しか残っていないのですが、これについても「デュシャンが意図的に仕組んだことだ。オリジナルがないからこそ、展示しようとしたら再現するしかなくなる。再現したものなら同時に世界の何カ所にでも置けるようになる。デュシャンは、『オリジナルをゼロにすることで、複製がいくら

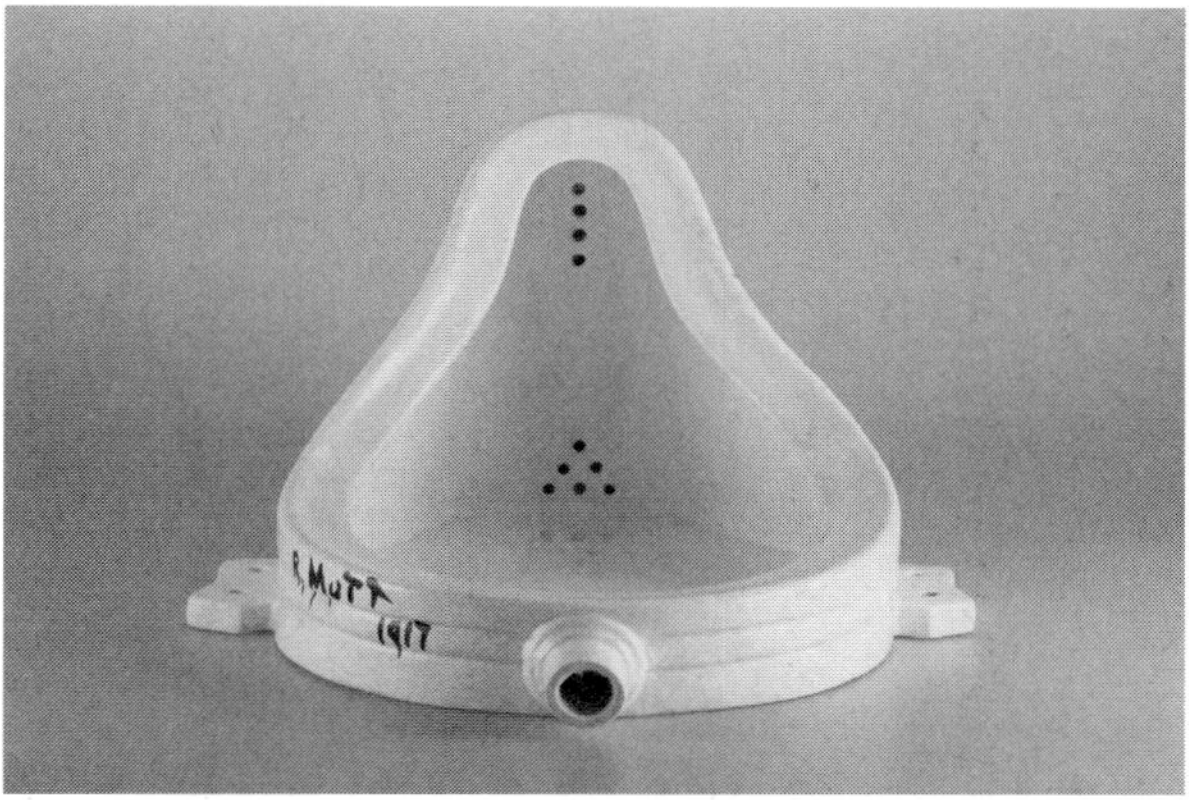

マルセル・デシャン『泉』（1917年）

でもつくれる』という仕組みをつくったところが新しいのだ」という人がいます。

「作品はこの世に一つしかない」からこそ価値があるというのがアートの常識です。

オリジナルなんてなくていいと、どこにでも置ける芸術を確立したところがすごいというのです。

これらの説が正しいかどうかはわかりません。しかし、ここまで論じられるインパクトを与える作品をつくったデュシャンは、思考上も、作業上も、膨大な手間をかけていたのではないでしょうか。

「既成のものを作品とする」

デュシャンによってつくられた芸術の概念は、「レディ・メイド」と呼ばれるようになりました。

「既にある物にサインするだけで芸術なんて、簡単にできそうだ」と思うでしょうが、いざ自分でやってみると、作品に説得力をもたせるのがどれだけ難しいかわかります。

たとえば、さきほどの石ころで、「これが私だ」といって、あなたはどれだけの人を納得させられるでしょうか。また、どれだけの人がそれについて長く議論してくれるでしょうか。

便器一つで、デュシャンは、これだけの論争を引き起こしたのです。「本物」はいつまで考えていても飽きない謎を秘めています。

「天才がつくった」という思考停止

私たちは、学校教育を通じてプロジェクト学習をやっていませんでした。だからでしょうか、自分が何かつくれるという可能性に気づけていません。

よい作品を見ても、「天才がつくったのだろう」といって思考停止してしまう。作品と自分とを結びつけようとしませんし、それをつくるときの苦労に想いを馳せることもないのです。

私は、テレビの仕事で、メイクさんにお世話になって気づいたことがあります。一緒に仕事をしている女性アナウンサーが、本番の一時間も前にメイク室に入りました。

「ナチュラルメイクなのに、なぜそんなに早く準備をする必要があるのか」

すると、メイクさんは笑って答えてくれました。

「茂木さん、女性のナチュラルに見えるメイクには、手間がかかるんですよ」

いかにもメイクしていますというメイクはすぐにできるけれど、一見化粧していないように見えるメイクは、細かい作業が必要で時間がかかる。

たしかに、レオナルド・ダビンチの『モナリザ』は、ただの薄化粧に見えるけれど、あの肌をつくるために、ダビンチが加えた工数は膨大だったに違いありません。

「簡単に見えるものほど、実は、丁寧に手間がかけられているのだな」

それを知って、こう思えたらよいのです。

「だから自分もゆっくり焦らず進めよう」

プロジェクト型学習の最大の効果

最後にプロジェクト型学習の何がいいのかということを説明しておきたいと思います。

私は、東京学芸大附属高校に通い、100人でオペラ上演をするというプロジェクト型学習をする機会に恵まれました。音楽部だけでなく、「やりたい」と思った人が参加して、ドイツの民話を題材にした、カール・マリア・フォン・ウェーバー作曲のオペラ『魔弾の射手』を上演しました。

このとき畏友、和仁陽《わにあきら》が、ドイツ語の歌詞の翻訳を担当しました。

学校では英語しか習っていないわけで、ただ訳すだけでも大変なのに、歌える日本語になるように、音にしっかり乗せて翻訳しなければならない。本当に大変な作業だったと思います。

私は照明を担当しました。そのために過去のオペラの演出を片っ端から見て勉強しました。ザミュエルという悪魔が登場する場面では、フラッシュを高速で点灯させたら演劇的効果が増すのではないかと思い、必死に照明を探しまわりました。また電源はどこから取るか、ヒューズは飛ばないか、といった工学的問題にも数々直面することになりました。

「オペラを上演する」という一つのプロジェクトを実現しようとすると、音楽だけにとどまらず、外国語学習も、視覚に訴える芸術も、工学も、予算管理も、勉強する必要が出てきます。

一つのプロジェクトで学べることは、本当に多岐にわたるのです。

そして他人と協力して、自分が苦労してやりとげると、観客の歓声という形でフィードバックされます。

この喜びと学びは、一生忘れることはありません。

プロジェクト型学習をやると、国語、数学、理科、社会という分類が、あまりにも狭く思えてきますし、一つのものを実現させるという実行力や他人と協力して問題を解決する力までついてくるのです。プロジェクト型こそ、多様性を身につけ、チームプレーができるようになる学習法なのです。

「やりたい」を形にする

マサチューセッツ工科大学（MIT）メディアラボの副所長をされている工学者、石井裕《いしいひろし》さんにうかがった話です。

MITでは、ある大学院生が「あったらいいね」でプロジェクトを思いつくと、「この指止まれ！」と掲示板で募集します。

すると、興味のある人があっという間に集まって、つくり上げる。そして、プロジェクトが終わったら、もとの所属へ戻っていく。そのくり返しなのだそうです。

たしかに、一人の人間の興味が、所属の学部の範囲だけに留まるとは限りません。学部でなく、プロジェクトを単位に動くのは、とても自然なことではないでしょうか。

最後の質問

最初からグリットがある人だけが成功するわけではありません。

むしろ逆で、やりたいことがあるからこそ、グリットが必要になる。「やりたい！」を、1つずつ完成させていくことで、いつか大きなプロジェクトができるようになっていきます。

これまでの日本にも、プロジェクトはありました。なじみのあるプロジェクトといえば、『解体新書』の翻訳でしょう。オランダ語の医学書『ターヘル・アナトミア』を、杉《すぎ》田《た》玄白《げんぱく》と前《まえ》野《の》良沢《りょうたく》が翻訳しました。彼らは、「みんなに理解してもらいたい！」と外国語や医学を勉強して、周りを巻き込んで、完成させたのです。

一つのプロジェクトを完成させることが、どれだけ大きな業績をもたらすか、本当のところ私たちはすでに知っているのではないでしょうか。

ではここであなたに最後の質問です。

あなたが情熱をもって一生を捧げられる「やりたい！」は何ですか？

著者略歴

茂木健一郎（もぎ・けんいちろう）

脳科学者

1962年10月20日東京生まれ。東京大学理学部、法学部卒業後、東京大学大学院理学系研究科物理学専攻課程終了。理学博士。理化学研究所、ケンブリッジ大学を出て現在に至る。

専門は脳科学、認知科学。「クオリア」（感覚の持つ質感）をキーワードとして脳と心の関係を研究するとともに文芸評論、美術評論にも取り組んでいる。

2005年「脳と仮想」で、第四回小林秀雄賞を受賞。2009年、「今、ここからすべての場所へ」で第12回桑原武夫学芸賞を受賞。

著書に、『脳とクオリア』（日経サイエンス社）、『生きて死ぬ私』（徳間書店）、『意識とはなにか――＜私＞を生成する脳』（ちくま新書）、『脳と創造性』（PHP研究所）、『ひらめき脳』（新潮社）、『結果を出せる人になる！「すぐやる脳」のつくり方』（学研プラス）、『脳を活かす勉強法』（PHP研究所）など多数。

SB新書　418

続《つづ》ける脳《のう》

最《さい》新《しん》科《か》学《がく》でわかった！　必《かなら》ず結《けっ》果《か》を出《だ》す方《ほう》法《ほう》

2018年 1 月15日　初版第1刷発行

著　者　茂木健一郎

発行者　小川 淳

発行所　SBクリエイティブ株式会社
〒106-0032　東京都港区六本木2-4-5
電話：03-5549-1201（営業部）

装　幀　長坂勇司（nagasaka design）

撮　影　稲垣純也

本文写真　aflo

組　版　白石知美（システムタンク）

イラスト　堀江篤史

本文デザイン　二神さやか

編集協力　恩蔵絢子

編集担当　坂口惣一

印刷・製本　大日本印刷株式会社

落丁本、乱丁本は小社営業部にてお取り替えいたします。定価はカバーに記載されております。本書の内容に関するご質問等は、小社学芸書籍編集部まで必ず書面にてご連絡いただきますようお願いいたします。

ISBN 978-4-7973-8950-0